最新版

コロナワクチン 失敗の本質

宮沢孝幸　鳥集 徹

JN066880

宝島社

文庫版のためのまえがき

本書は2022年8月に宝島社新書として出版された宮沢孝幸先生との共著『コロナワクチン 失敗の本質』を再構成したものである。

文庫版として新たに出版するにあたり、2023年12月末、コロナワクチンをめぐる最新の状況について宮沢先生と語り合い本書の巻頭に収録した。読み応えのある対談となったので、新書版を読んでいない人はもちろん、すでに読んだという人にも目を通していただければ幸いだ。

新書版の出版から1年半以上が経ったが、改めて本書を通読してみて、コロナワクチンの根本的な「欠陥」を再認識した。とくに宮沢先生が指摘しているのが、「抗体」を上げさえすればいいという短絡的な発想の危うさだ。

医師も含む多くの人が、ウイルスに対する抗体ができることはいいことだと思い込んでいる。しかし、宮沢先生は早くから、ワクチン接種によってウイルスが

細胞に感染するのを邪魔する「中和抗体」ばかりでなく、抗体依存性増強（AD
E）を引き起こす悪い抗体ができる可能性を指摘していた。

それを避けるために、人類は太古からの感染症との戦いを通じて、新型コロナ
ウイルスに対しては抗体ではなく、「自然免疫」や「細胞性免疫」を主役として戦
うことを選択したのではないかというのが宮沢先生の仮説だ。

にもかかわらず、政府や専門家は「抗体を上げる」という戦略にこだわってコ
ロナワクチンを使い続けてきた。そのため低下した抗体を上げようと何度もワク
チンを打つことになり、2023年の秋接種で、最も多い人では7回もの接種回
数となった。

だが結局のところ、当初政府が掲げたはずの「集団免疫を獲得して、コロナを
収束させる」という目標は達成されなかった。それどころか、コロナワクチン接
種が開始されてからのほうがコロナ陽性者数もコロナ死者数も激増してしまった。
「抗体を上げる」ということにこだわり過ぎた結果がこれだ。そこに、このワク
チンの「失敗の本質」の一つがある。けれども、その失敗に対して、ワクチンを
推進した人たちは誰一人として謝罪をしていない。

製薬マネーに支配されて堕落したアカデミズムの問題やワクチン推進に加担し

たマスコミの大罪も含め、宮沢先生の指摘は1年半経った今も古びていない。ぜひ、本書を通して、改めて学び直してほしい。

その一方で、1年半経ってアップデートしなければならない情報もかなり増えた。一番は、当時でさえ多かったコロナワクチンによる健康被害がさらに拡大し、史上最大の「薬害」と言わざるを得ない状況がよりはっきりとしてきたことだ。

予防接種法に基づくワクチンで健康被害を受けた場合には、医療費や障害年金、死亡一時金などを国に求めることができる「予防接種健康被害救済制度」がある。その救済制度への申請件数（進達受理件数）が、2023年12月27日時点で9789件となり、うち健康被害が否定できないとして認定された件数が5735件（うち死亡認定420件）にも及んでいるのだ。

これは、この制度ができてから過去45年間に24種類のワクチンで救済が認められた3522件（死亡認定151件）を優に上回る数となっている。宮沢先生が本書などで指摘してきた安全性への懸念が、深刻な現実として現れてしまったと言わざるを得ない。

そしてもう一つ、新たな認識として加えなくてはならないのが、新型コロナウ

イルスが「人工ウイルス」である可能性だ。これは、宮沢先生らが各変異体のゲノムを解析し論文として指摘したもので、新型コロナウイルスに関心のある世界中の人たちに大きな衝撃を与えた。

国内のマスコミの情報しか知らない人たちには荒唐無稽な話に思えるかもしれないが、今のところこの宮沢論文に対してウイルス学者や医師などから有力な反論は出ていない。ということは、その可能性を否定しきれないということだ。

もし新型コロナウイルスの人工ウイルス説が真実であったとしたら、今回のパンデミックは「仕掛けられた」ものであった可能性が出てくる。そして近い将来、再び人為的なパンデミックが引き起こされて、自由な言論の封殺やワクチン接種の事実上の強制など、私たちの自由や人権が今度こそ完全に奪われてしまうおそれがある。

そんなディストピア小説に描かれるような未来が到来するのではないかと、宮沢先生も私も本気で心配している。とうとう二人とも、本気で「陰謀論」に染まったのかと嗤（わら）われるかもしれない。だが、事実を深掘りすればするほど、そう思わざるを得ないのだ。こうしたテーマについても巻頭対談で率直に語り合った。本編と合わせて読み、ぜひ認識を深めていただきたい。

なお、政府の統計など本編のデータは一部を最新の情報にアップデートしたが、基本的には2022年5月の新書出版時のままとなっている。その点、ご理解いただければ幸いだ。

安全性や有効性についてしっかりと検討することなく無批判にコロナワクチンを推進した者たちは、まだ失敗の責任を取ってはいない。彼らに責任を負わせるまでコロナワクチンの問題は終わらない。私たちも追及し続けるつもりだ。

2024年1月

鳥集徹

はじめに

　2022年7月13日、自民党広報本部長（当時）の河野太郎氏が新型コロナウイルスに感染したと発表されました。12日朝、喉の痛みを感じたことから医療機関で検査を受けたところ、陽性と判明したそうです。河野氏は同年3月に3回目の新型コロナワクチン（以下、ワクチンと略）接種を受けていました。

　2021年1〜10月まで初代ワクチン担当大臣を務めた河野氏は、その当時、国民に対して強力にワクチン接種を求めました。その当の本人が、ワクチン接種の甲斐なく、コロナ陽性となってしまったのです。河野氏と同じように2回、3回とワクチン接種を受けたのに、コロナに感染したという人は多いのではないでしょうか。

　そもそも政府は、ワクチン接種が始まった当初、「国民の7〜8割が2回打てばコロナは終息する」と説明していました。その言葉を信じて、「社会のために」と、打ちたくないワクチンを打った人もいるはずです。

しかし、国内で接種が始まって1年半以上経ち、国民の約8割が2回以上のワクチン接種を受けたにもかかわらず（2022年7月20日時点で80・9%／首相官邸発表）、コロナが終息する兆しはいっこうに見えません。それどころか第7波が到来して、一日の陽性者数が20万人を超えるほど感染が拡大してしまいました。

もうワクチンを打っても感染を抑えきれないのは明白です。それでも政府は、「下がった抗体をもう一度上げるため」と言って、3回目、4回目の接種を推進しています。そしていつの間にか、ワクチン接種の目的が「感染予防」から「重症化予防」にすり替わってしまいました。

政府は一体いつまで、ワクチン接種を続けるつもりなのでしょうか。

「結局、ワクチンは効かなかったじゃないか」

「あんなつらい副反応に耐えたのに、もうコリゴリだ」

そんなふうに、騙された思いでいる人も多いはずです。実際、3回目、4回目と進むたびに、国内外のワクチンの接種率は下がっています。とくに若い人ほど、ワクチン接種を忌避する傾向が強まってきています。

有効性に疑問符が付いただけではありません。安全性にも懸念があります。ワクチンを打った人のなかに、遷延（せんえん）する副反応、いわゆる「ワクチン後遺症」に悩

まされている人が少なくないのです。2022年7月8日に厚生労働省が公表したデータによると、コロナワクチン接種後に「重篤」と医療機関などから報告された事例は、なんと7460件にも上っています。接種後の「死亡」も1770人となりました。

しかも、実はワクチン接種が始まってから、日本国内の死者数は増えているのです。

厚労省の人口動態統計によると、2021年は前年比約6万7000人増、2022年は4月までですでに前年比約4万2000人増（速報値）となっています。

およそ1万8000人の死者・行方不明者を出した東日本大震災の数倍の規模の「異変」が起こっているのです。

死者増加の原因のすべてがワクチンとは断定できないにしても、コロナで死ぬ人を減らすために接種を始めたはずなのに、逆に日本人の死者が増えてしまった——これはもう、「このワクチンを含むコロナ対策は失敗だった」と総括せざるを

※1　その後、日本の死者数はさらに増加した。人口動態統計の確定値によると、2021年の国内の死者数は143万9856人で前年比6万7101人（4・9％）増、2022年はさらに増えて156万9050人で前年比12万9194人（9・0％）増となった。

得ない状況なのではないでしょうか。

このワクチンの安全性や有効性を信じて疑わなかった人たちは、コロナ感染が収まらない状況を見て、「こんなはずじゃなかった」という思いでいるかもしれません。

しかし当初から、安全性と有効性を慎重に見極めるべきだと発信してきた私たちにとっては、意外なことでもなんでもないのです。このワクチンに警鐘を鳴らしてきた宮沢孝幸先生の言ってきたとおりになっている――それが素直な感想です。

そこで、このワクチンがどうして失敗したのか、2022年5月上旬に宮沢先生と語り合いました。話はワクチンの問題にとどまらず、最先端のウイルス学や免疫学から得られる知見、医薬品をめぐるアカデミズムの利益相反（製薬会社との癒着）の問題、マスクや消毒薬といった感染対策の限界など、多岐に及びました。宮沢先生の自由な発想や忖度のない言葉に、読者のみなさんも大いに刺激を受けるはずです。

テレビやイベントに登場することも多い宮沢先生は、ときにヒートアップして、激高してしまうこともあります。それを見て、「冷静に話せないなんて、まともな学者じゃない」と眉をひそめた人もいるでしょう。

たしかにヒートアップしてしまうのは、褒められたことではないかもしれません。それでも私は宮沢先生のことが好きなのです。

宮沢先生は真の天才なのだと思います。話していると、脳がグルグルと高速回転していろんな情報が記憶の引き出しから飛び出し、思いもよらぬ角度で結びつき、斬新な発想がどんどん生まれるように感じます。宮沢先生の凡人離れした発想と豊富な知識に、私も学ぶところが大いにありました。

ところが、そんな天才肌の人なのに、宮沢先生は偉ぶるところが一つもないのです。わからないことは「わからない」と正直に言う。　間違っていると思うことは、たとえ相手が権威ある専門家でも忖度せず、「それはおかしい」と指摘する。自分が間違っているところがあれば、「ごめんなさい」と素直に謝る。そんな人だから私は、宮沢先生を人間として信頼できると思っているのです。

2022年5月、欧米で「サル痘」（2023年2月、エムポックスに名称変更）のヒトへの感染が見つかり、新たなパンデミック（世界的大流行）の発生が

懸念されています。サル痘に限らず、今後も新たなウイルスが世界的に流行し、新型コロナのようなロックダウンやワクチン接種が強要されるかもしれません。

そんなときに、ウイルスの恐怖に駆られてパニックに陥ってしまうと、本当は安全でも有効でもないワクチンを慌てて打ち、後悔するハメにならないとも限りません。だからこそ、政府、医療界、マスコミが流す一方的な情報を鵜呑みにせず、反対の意見も含めて多角的な情報を得る努力をすること、そして、それらを総合的に吟味して、冷静に行動することが大切です。ぜひ、宮沢先生の言葉からたくさんのことを学んでいただきたいと思います。

本書を読めば、そのための備えにもなるでしょう。

2022年7月

鳥集　徹

目次

文庫版のためのまえがき　2

はじめに　7

文庫版特別対談　拭いきれない「人工ウイルス」疑惑

マスクもパーテーションもワクチンも……みんな忘れている　22

コロナ騒動は計画的に起こされた可能性　24

パンデミック条約と情報統制　26

人工ウイルス説に触れない研究者たち　29

京都大学を退職に追い込まれた　31

「間違い」を訂正もせず、謝罪もせず　35

日本のアカデミズムは腐っている　37

第一章

コロナワクチンの「正体」

なぜ大手メディアは批判的な報道ができなかったのか　41

医療従事者の「思考停止」と「無責任」　43

過剰な医学・医療支配の副作用　45

「自分たちの世界」しか見えない医師たち　49

ワクチンの定期接種が危険な理由　53

副反応によるダメージの蓄積　56

医師や研究者たちの「二枚舌」　59

「医師が足りない」の真相　62

死生観がないから過度に医療に依存する　65

〝犯罪的なこと〟が行われているかもしれない　68

集団免疫は獲得できなかった　72

集団免疫に懐疑的だったワクチン研究者たち　74

重症化予防効果への疑義　78

ワクチンを打っても排出されるウイルス量は不変 80

変異しやすいことは研究者にとって常識 82

抗体ではなく細胞性免疫が「主役」? 84

なぜ「不活化」ではなく「mRNA」だったのか 88

「抗体」の罠 92

ゼロコロナは幻想 96

リスクが高い急性感染症を起こすウイルスはまず大流行しない 99

重症化予防効果はあるのか、ないのか 101

接種後に日本の総死者数はなぜ増加? 103

コロナ死者数の不都合な真実 104

mRNAワクチンでなぜ人体に害が起こり得るのか 109

LNPがどう代謝されていくのかわかっていない 111

コロナ後遺症とワクチン後遺症の症状が似ている理由 114

mRNAは体内でも短時間で分解されるのか? 117

逆転写によるがん化のリスク 119

接種者は非接種者に比べて1・4倍「帯状疱疹」になりやすい 121

見直される自然免疫 124

免疫システムを混乱させている可能性

mRNAワクチンと自己免疫疾患 133

128

第二章　コロナマネーの深い闇

安全性に関する議論は尽くされたのか 138

新型コロナは「賭け」に出るべきウイルスではない

医師たちの沈黙 143

「反ワクチン」という悪意のレッテル貼り

自分のやりたいことを全部捨てた 147

「イベルメクチン」はなぜ批判されるのか

薬価の高い新薬を売りたいだけ？ 155

免疫のことを知らない医師が多すぎる

製薬マネーに依存する医学部 161

高級ホテルで開催される学会 164

157

150

144

140

子宮頸がんワクチン問題と同じ構図 165

ワクチン原理主義のまやかし

「接種しない選択」がなぜ尊重されないのか 168

マイナス面を議論しようとしなかったワクチン学会 170

お金をもらっている製薬会社の悪口は言えない 175

研究者が製薬マネーに頼らざるを得ない事情 176

国立大学の窮状 178

製薬マネーの呪縛 180

研究費が付く分野に研究者たちは群がる 182

ウイルス学の研究分野にも「流行」が 183

コロナバブルを終わらせたくない人々 186

論文を掲載するにもお金が必要 188

教授になれるなら魂も売る!? 190

正義感はたいていの場合、悲惨な結果に終わる 192

ガンマレトロウイルス不正隠蔽事件 194

哲学なき科学は暴走する 198

173

第三章　マスコミの大罪

「ワクチンの話はしないでください」 204

政府の情報を垂れ流しているだけ 207

子宮頸がんワクチン推進派とメディアの遺恨

国はなぜワクチン接種者の追跡調査をしないのか 210

「権威」にすがる医療メディア 215

「謝れない病」を治療すべき 213

論文の「批判的吟味」の必要性 218

なぜ「有効率95％」という数字を疑わないのか？ 221

税金に群がるワルたちは野放し 225

世界はサイコパスが動かしている⁉ 228

「現場主義」の重要性 230

感染者の実態はいまだ不明 234

236

第四章 コロナ騒動を忘れるな

形骸化している感染対策 240

アルコール消毒液に含まれている「不純物」 243

マスクに感染予防効果はあるのか、ないのか 248

電車の中でもマスクはいらない 252

飲食店での奇妙なマスク習慣 255

感染者が叩かれるという風潮が諸悪の根源 257

全体主義につながりやすい国 260

日本はすでに先進国ではない 264

おわりに 270

カバー・帯デザイン／landfish（妹尾善史）

本文DTP／一條麻耶子

拭いきれない「人エウイルス」疑惑

新書版出版からおよそ1年半。新型コロナウイルスやワクチンをめぐる状況はどう変わったのか。2023年12月14日、都内某所にて改めて著者二人による対談を行った。

マスクもパーテーションもワクチンも……みんな忘れている

鳥集 2020年の年末に新型コロナウイルスのパンデミックが始まって、丸3年が過ぎました。緊急事態宣言やまん延防止等重点措置、飲食店や旅行業などの営業自粛、ソーシャルディスタンス、手指の消毒、マスク着用の推奨、そしてコロナワクチンの接種推進など、さまざまな出来事がありました。

しかし、2023年3月にマスクを着用するかどうかは個人の判断となり、同年5月には新型コロナウイルス感染症の感染症法の位置づけが「季節性インフルエンザ」と同じ「5類」となりました。それとともに、以前のような日常生活に戻り、多くの人が新型コロナのことは忘れて普通に暮らしているように思えます。

新型コロナの騒動が始まって3年、今の状況を宮沢さんはどのように見ていますか。

宮沢　この前（2023年12月10日）の広島の講演会で、この3年間の出来事を振り返ったんです。どんなことがあって、われわれはどう闘ってきたのか。そのことを話したある出版社の編集者が言うんです。「もう一般の人は、新型コロナには関心ないですよ」って。

それで、「僕、ソーシャルディスタンスですごく怒ったんですよ。そんなことを全業種に強要したら経済が破綻する。それをきっかけにテレビに出るようになったんです」と返したら、編集者が言うんです。「2メートル離れろなんて、ありましたっけ」って。それを聞いて、人々が忘れるのって早いなあと驚きました。

鳥集　早いですよね。もうコロナもマスクもワクチンも、なかったみたいになってしまっています。

宮沢　「高校野球も中止だったんですよ」って言ったら、「えー」とびっくりしていました。今、鳥集さんと話しているこの喫茶店にも、アクリル板のパーテーションがありましたよね。

鳥集　ありましたね。

宮沢　パーテーションがあったことすら、たぶんみんな忘れています。マスクをさせられていたことも、ワクチンを打たされたことも

忘れている。

宮沢 学校で子どもたちがいかに苦しんだのかということも、忘れています。

鳥集 それはほんとにいけないことだと私は思っています。新たなパンデミックが起こったら、また揺り戻しが来て同じことをさせられますよね。

宮沢 そうなんですよ。

コロナ騒動は計画的に起こされた可能性

鳥集 人々の気が緩んでいる間に、権力者や製薬会社の人たちが、次の企てを考えているかもしれない。そうしたら今度は、もっと厳しいことを強要される可能性がある。 実際2023年8月に、宮沢先生は田中淳史先生（大阪医科薬科大学）と新型コロナウイルスが人工ウイルスである可能性を示唆する論文（査読前のプレプリント）を公表しました（Atsushi Tanaka,Takayuki Miyazawa: Unnatural evolutionary processes of SARS-CoV-2 variants and possibility of deliberate natural selection. DOI: 10.5281/zenodo.8248320）。

もし新型コロナウイルスが人工的につくられたものだったとしたら、新型コロナのパンデミックは人為的に仕掛けられた可能性も出てきます。

宮沢　多くの人は「人為的に人工ウイルスが広められることなんてあるのか」と思うかもしれません。しかし振り返ってみれば、新型コロナウイルスに限らず、不可思議なウイルス騒動はありました。新型インフルエンザやジカ熱、デング熱やウエストナイル熱などです。

鳥集　つい先日（2023年12月13日）も、エムポックスウイルス（サル痘）で、国内初の死者が確認されたというニュースがありました。この男性は30代で、エイズウイルスにも感染し免疫不全状態にあったそうです。

宮沢　これらの一連のウイルス騒ぎを振り返ってみると、新型コロナは人為的にパンデミックを起こしてみる試みの集大成だったのではないかと思ってしまうんです。パンデミックを起こすことを前々から計画していて、人の動きを制御できるか、情報統制ができるかといったことを試してみた。そのノウハウを全部ぶつけてきたのではないかと。

鳥集　コロナ騒ぎは「プランデミック（計画的に起こされたパンデミック）だ」と言う人もいますよね。陰謀論と嗤う人がいるかもしれないけれど、もし新型コロナウイルスが人工だったら、本当に「陰謀」を企てられた可能性もあります。

宮沢　そうです。私はプランデミックだったのではないかと思っています。仕掛

けた側からすれば、今回思いのほかうまくいったところもあったはずですが、それで向こうも学んだと思うんです。今回のパンデミックは、そのリハーサルに過ぎなかった可能性もあります。

鳥集 2024年5月には、世界保健機関（WHO）が、次の新興感染症の拡大に備えて、パンデミック条約と改訂国際保健規約（IHR）の妥結を目指しています。宮沢先生は以前から警鐘を鳴らしておられますが、この条約やIHRのことを、どのように見ておられますか？

パンデミック条約と情報統制

宮沢 パンデミック条約に関しては、私は最初からずっとおかしいと思っているんです。製薬業界なのかどうかわかりませんが、WHOが誰かに牛耳られているのではないか。そのような疑惑を持っています。

鳥集 WHOにはビル＆メリンダ・ゲイツ財団やGAVIワクチンアライアンスといったワクチン推進団体が巨額の運営資金を提供しています。そのような組織の影響を大きく受けている可能性は否定できません。

宮沢　WHOに勤めている人は、そういう意識はないのかもしれません。しかし、ワクチンを打たせたい組織に、実質的に乗っ取られているのではないか。もし条約や改訂IHRが施行されたら、次のパンデミックが起こった際にはWHOがワクチン接種を実質的に強制するのではないか。そう思ってしまうのです。

そういう話をすると、「宮沢さん、それ杞憂ですよ」などと言われるのですが、本当に心配しなくていいのでしょうか。

鳥集　たしかにパンデミック条約と改訂IHRが施行されると、WHOが国家主権を超えた統治機関になり、ロックダウンやワクチン接種が義務化されると心配する人たちがいますよね。拙著『コロナワクチン　私たちは騙された』（宝島社新書）にも書いたのですが、実際には、この条約と改訂IHRの条文案には、今の（ところそのようなことは書かれていないんです。ただ、新型コロナのパンデミックでは、実質的にワクチンを強要する人権侵害が横行しました。ですから、次のパンデミックが起こったら、条約や規約がワクチン接種の強制に利用される可能性はあると思います。

それに、現在の条文案には「誤情報・偽情報と闘う」という項目が明記されています。つまり、WHOやCDC（米国疾病管理予防センター）、国内だと厚生労

働省などの保健当局や医学界の主流が認める医療情報以外は検閲され、言論が統制されるおそれが現実としてあるわけです。これは、とても怖いことです。宮沢先生や私が主張していることは、WHO、CDC、厚労省などと異なることが多いですよね。もし条約を日本政府が批准して、それに基づいて法制化されたら、YouTubeやX（旧ツイッター）の投稿がバン（削除）されるだけでなく、下手をしたら法的責任を問われるおそれも出てきます。

宮沢　現在でもYouTubeは、すごく言論統制を受けています。「新型コロナワクチンで健康被害が起こっている」と発言するだけで、バンされてしまうような状況です。厚労省の公式の統計に基づいていたとしてもですよ。でも、その恐ろしい状況に、情報発信をしている人は気づいていますが、情報を受けているだけの人は気づきにくい。今のところ「ニコニコ動画」などは自由に発信できますが、私たちは「これもダメ、あれもダメ」とされて、それが他の媒体にも及ぶのではないかと恐れています。

それに研究者として危惧するのは、ウイルスなどのゲノム情報のアクセス権が制限されてしまうことです。そうなってしまったら、人工ウイルスだったとしても、もう真実を暴くことができなくなる。

鳥集　ゲノム情報にもアクセスできなくなる可能性があるんですか。

宮沢　そうです。真実がばれそうになったら、政府がアクセスを止めてしまう可能性がある。それを非常に恐れています。

人工ウイルス説に触れない研究者たち

鳥集　宮沢先生や他の研究者、医師のお話をうかがうと、今でさえ大学や学会などのアカデミズムには、実質上の言論統制がありますよね。

宮沢　医薬品の安全性に関わることは、もともと不自由でした。ワクチン学会でワクチンの不都合なことをディスカッションするのは、昔からほとんど不可能に近かった。コーディネーター役の幹部から、「これはディベート（討論）に乗せていい」とか「これは議論するにはまだ早い」といった感じで、事前に制約を受けます。

鳥集　ワクチンに含まれる不純物について、ディスカッションしたいと要請したとしても、「問題があるのはよくわかっています。でも、ワクチンの問題点を学会から公にすると、接種率が下がってしまう」などと言われてしまうんです。

でもそれは、学問的な議論を優先しているというより、政治に配慮してい

るということですよね。「学問の自由」という観点から考えれば、明らかに間違っています。

宮沢　接種率が下がってしまうとか、社会的な騒ぎになると危惧するのは、理解できないこともありません。だけど、やはり研究者だけが集まる学会ではきちんと議論すべきではないですか。

鳥集　人工ウイルス説についてもそうですよね。ほんとうのところは、宮沢さんは論文が間違っていないかどうか研究者たちに議論してほしかったんですよね。だから、仙台での日本ウイルス学会（2023年9月26日〜28日）で報告したり、それに合わせて仙台駅前の貸会議室で論文について説明するミニシンポジウムを開いたりした。

しかし日本のウイルス学者たちは、それに触れようとせず、反論すらないわけですよね。ということは、ほんとうは人工ウイルスの可能性を否定できないから、黙っているのではないかと思ってしまうんです。それに触れたら、自分の身分がどうなるかわからない。だからアンタッチャブルにしているのではないか。

宮沢　「人工ウイルスなんてあり得ない」と頭から思い込んでいる研究者もいると思います。でも、やはり「人工ウイルス説に触れるのは怖い」という研究者が

多いように感じます。

京都大学を退職に追い込まれた

鳥集　現実に宮沢先生は教授会で再任用を否決され、2024年5月中に京都大学を退職せざるを得なくなってしまいました。その姿を見たら、他の研究者たちもますます、ワクチンの不都合な事実や人工ウイルス説には触れられなくなりますよね。下手をしたら、宮沢先生のように職を失ってしまう。

宮沢　そうです。私自身、大学での職を失うのはすごくつらい。2024年5月の退職時には60歳ですから、5年間しのげば年金でなんとか生きていけるかもしれません。本も書けるし、講演もできる。ただ、このような私の姿を見ている若い人たちは、声を上げにくくなるでしょう。それが一番危惧していることです。

今までも、研究者たちは私を遠巻きに見てたんです。「宮沢、どうなっちゃうんだろう」って。こそっと「応援しています」と言われることはあったんですが、「本当のことを言ったらこうなる」ということがわかったら、みんな絶対何も言わなくなる。とくに身分が不安定な若い研究者たちは、言えないですよね。

鳥集　そうやって、政府や学会に盾突くようなことを言う人を、アカデミズムか

ら排除できる仕組みが出来上がっている。そのうえに検閲が入ってきたら、政府や学会が公式に認めた言説以外は、言えなくなってしまう。昔のソ連と何が違うのかと思います。つまり、科学は政治に奉仕すべきということですよね。

宮沢 先輩にも言われたことがあります。「コロナは科学じゃない。政治マターなんだから、僕たちは口出ししてもしょうがない」と。

鳥集 宮沢先生が発信してきたことが科学的にデタラメでトンデモなのであれば、辞めさせられても仕方がないと思います。でも、四半世紀以上医療ジャーナリズムの仕事をやってきた私から見ても、宮沢先生が言っていることは何ひとつトンデモということはなかったと思います。マスクの効果などについて、人によって評価が分かれるところはあったと思いますが、見解の違いの範囲内でしょう。

宮沢 自分の発言で、「間違いだった」ということはありますよ。たとえば、「第3波がこれでピークアウトする」とか。でも、すぐに間違いに気づいて、「まだピークアウトしてないと思う」と訂正を出しました。それから、「空気感染はまずない」と言ったんですね。それも間違っていました。「同室の人がすぐに感染する」という教科書的な「空気感染」ではなかったのですが、ウイルスを含んだ微細粒子が空気中を漂って、それを長時間吸い込んで感染するという、いわゆる「エ

アロゾル感染」がメジャーな感染経路でした。それがわかってすぐに、「感染者と長時間密室にいれば空気感染はありうる」と、あとから訂正したんです。

鳥集　どんな学者だって、論文で間違いを書いたり、発言したりすることはあります。医学専門誌で掲載された論文でも、あとで間違いだったとわかるものが多く、後世に残るものはわずかだといわれています。ですから、間違えがあれば、訂正すればいいんです。

宮沢　私が教授たちから言われたのは、とにかく「発信をやめろ」ということなんです。私は、「人々が苦しんでいるんだから間違いを正し、正確な情報を発信すべきだ」と言ったのですが、「大学は困っている」という。なぜかというと、大学に抗議のメールや電話がかかってきてしまうから。

鳥集　その抗議のメールや電話はどんな人から来るんでしょう。

宮沢　私のアンチだと思うんです。私が所属する研究所の所長に「僕の発信のどこが間違っていますか」と聞いたら、「間違っているところはない」って言うんです。

鳥集　結局、科学的な内容が間違っているわけではなく、社会的な混乱を生み出しているということですよね。

宮沢　そうです。だけど私から言わせると、パンデミックのようなときに科学的に正しいことを社会に伝えることこそが、ウイルス専門家や学会、研究所の役目ではないのでしょうか。

鳥集　そう思います。多くの人が間違った認識で過剰な対策をして、そのために社会経済活動に支障を来たすようなことがあったら、「科学的に見ると問題がある」とはっきりと言うべきです。国民の負託を受けて、税金を使って研究しているはずですから。

宮沢　そうです。だから私は、「いずれコロナ騒ぎは収まります。でも、そのときには研究所も学会も何もしなかったと非難を浴びることになりませんか」と言ったんです。そしたら、所長だって「それを危惧してる」と言ったんですよ。

鳥集　危惧しているんだったら、発信すればいいではないですか。

宮沢　だけど、「発信する適任者がいない」と言うんです。「なら、私がやりますよ」と言ったら、「ダメだ」と言われる。

鳥集　どうしてなんですか。抗議の電話やメールが来るからですか。

宮沢　そうでしょうね。だったら、他の誰かがやればいいのですが、「頼むけど、誰も引き受けてくれない」とか言うわけです。

鳥集 そもそも本来は抗議の電話やメールがやってくるから、発信を差し控えろということ自体おかしいんです。たとえば誰かの講演が予定されている会場に、抗議の電話がかかってきたとします。それを理由に「やっぱり、あなたに貸すのはやめます」としてしまったら、それは「言論の自由」を侵害することになる。実際に、著名人の講演が妨害されて問題となったことが、過去に何度かありました。

宮沢 私も講演のためにある市の施設を使おうとしたら、市からストップがかかったことがありました。

鳥集 日本国憲法の21条にある「集会の自由」とか「言論の自由」に完全に反しています。どんな言論も守られなければならず、悪いのは「発信や講演をやめろ」とクレームする側なのに、発信している側を制限してしまっている。「人を殺せ」とか「デモをしろ」と扇動しているわけではないのに。

宮沢 そうです。そんな物騒なことを言ったことなんてありません。

「間違い」を訂正もせず、謝罪もせず

鳥集 言論の自由を侵害する。こんなにもおかしなことが起こっているのに、ウイルスに対する不安や恐怖のなかで知性や感性が鈍磨してしまい、全部受けて入

れてしまっている。

宮沢 だけどね、ウイルスの恐怖と言ったって、過剰に煽ったわけです。初期のイタリアのデータを見ても、若い人はほとんど死んでいないです。なのに、感染したらたくさんの人が死んでしまうようなイメージをつくられてしまった。データを見れば、リスクが高いのは基礎疾患のある人が主だったのに、ものすごく恐怖を煽る報道をしていましたよね。

鳥集 だからこそ、ウイルス研究者や研究機関の人たちが、そこまで恐れるものではないと諌めるべきだったのに、何もしなかった。

宮沢 それに対して、私は頭にきたんですが、それを言い過ぎて、反感を買ってしまったのかもしれません。

でも、日本免疫学会でも、コロナワクチンが登場した当初は、「これで集団免疫ができて、コロナが終わる」といったことを、有力な研究者たちが言ってたんですよ。結果的にそうはなりませんでしたが。

鳥集 ワクチン学会とかウイルス学会に所属する研究者たちも、コロナワクチンで集団免疫ができると信じていたんですか？

宮沢 信じていましたし、副反応も軽いと言っていました。

宮沢　訂正すべきなのに訂正しないで、いまだにワクチン接種を推奨し続けています。

鳥集　でも、それって完全に間違いですよね。

日本のアカデミズムは腐っている

鳥集　そうですよね。この本の新書版の中でも、集団免疫はできなかったことを指摘しました。

何回打ったってコロナ感染の波は来た。とくに4回目の接種の後の第7波（2022年7月〜9月末）は過去最大の陽性者数となりましたし、第8波（同年11月末〜翌年1月末）は一日あたりのコロナ感染死が最多を記録しました。

それらの事実だけを見ても、ワクチンでコロナから社会を守り切れなかったことは明白です。それなのに、コロナワクチンを強力に推し進めた人たちの誰一人として訂正も謝罪もしない。そうした人たちが許されて、宮沢先生だけが大学を辞めさせられるのは、あまりにも理不尽です。

それに、2023年11月には、「8割おじさん」の異名を持つ京都大学教授の西浦博氏（理論疫学）らのチームが、「（2021年2月〜11月の期間）コロナワク

チンがなければ最大で約6330万人以上が感染して、約36万人が死亡した」と推計する論文を公表し、物議をかもしました。

しかし、接種後のほうがコロナの陽性者も死者も多かったという現実を前に、あまりに荒唐無稽な推計だと思いますし、筑波大学准教授の掛谷英紀さん（情報工学者）のように、学問的に見ても統計の処理が間違っていると指摘する人がいるわけです。でも大学で西浦氏の進退を問う声はありませんし、アカデミズムで問題にすらされません。

宮沢 逆に、コロナワクチンの有効性を証明したとして褒められているのではないでしょうか。

鳥集 だから私たち外の人間からすると、「アカデミズムは腐っている」としか思えないんです。それに、京都大学って中央から離れているから、かつてはすごく自由だったではないですか。宮沢先生が卒業した東京大学は中央に近いぶん、国の顔色を見て発信したり、予算配分権を持って他の大学の研究者を都合のいい方向に引っ張るようなところがあると聞いてきました。しかし、京大は自由なだけでなく、反権力・反権威の気風もあった。

宮沢 国の暴走を止めるのは、西の雄である京都大学が率先してやらなくてはい

ない。私は京都大学にいて、そういう使命感を持っていたんです。

鳥集　ひと昔前だったら、宮沢さんみたいな人がいたら、みんな「おもろいやん」と、受け入れていた雰囲気が京大にはあったように感じます。

宮沢　そう思うんですね。私は東大のあの体質に嫌気がさして自ら辞めたんです。たまたま京都大学が拾ってくれた。めちゃくちゃうれしかったですよ。私がクビになるって聞いたら、さすがに京大教授の何人かから激励のメールとかあるかなと期待していたら、一つも来ないですからね。そもそも私がクビになることも、ほとんどの先生は知らないでしょう。無関心なのです。

鳥集　ほんと、一般の社会とのギャップがめちゃくちゃありますよね。授業をしていてもそれは感じます。コロナワクチンに関しても、たとえば予防接種健康被害救済制度のことを聞いて知っていた学生はゼロです。どれくらい申請があって、どれくらい認定されているか。そのうち死亡認定がどれくらいか。全然知られていません。

宮沢　コロナワクチンによる健康被害を訴えて、この制度に申請された件数（進達受理件数）は、2023年12月25日までに9752件となりました。うち、救済認定されたのが5603件で、そのなかで死亡事例について認定されたのが

420件です。

これは、過去45年間24種類のワクチンについて認定された3522件（うち死亡事例151件）を優に超える数となっています。接種から2年半しか経っていない、たった一つのワクチンで、過去に類を見ない数の健康被害の訴えがあるのです。

私たちはコロナワクチンについて関心があるから、そういう情報を自分から取りに行きますし、どんどん頭に入ってきます。ですが関心のない人には、まったく入ってこない。いくら京大生といえども、コロナワクチンについては「無知」の人が多いということですね。

宮沢　私を知っている京大生のなかでも、私に対するイメージはたぶん「とんでもないことを言ってる、頭のおかしい先生」ではないでしょうか。

鳥集　コロナやワクチンに関する詳しいことは何も知らないでしょうからね。京大ですら、そんな状況であることに、私は落胆しています。

宮沢　私もショックです。コロナ騒ぎにともなう社会的混乱を救うのは京大なのではないかと僕は思っていたんですが、京大も東大と同じになってしまった。京大にも、国からの魔の手が延びてしまったという印象です。

なぜ大手メディアは批判的な報道ができなかったのか

鳥集　コロナ騒ぎやワクチンの問題に関心のある私たちと、あまりにギャップが大きすぎる。それに、冒頭でも言ったように、多くの人がパンデミック中に起こったことを忘れかけている。

宮沢　日本人の特質なんでしょうか。よく言えば優しいのかもしれませんが、もう「全部、昔のことだからいいでしょ」みたいな感じになってしまって、煽った人たちの責任を追及しないじゃないですか。総括しないできているから、何度も同じ過ちを繰り返しているように思えます。やはり、大手メディアが感染対策やワクチンのあり方を批判的に報道しなかったことも、問題だったと思うのですが、どうですか。

鳥集　私はメディア業界の一端にいますから余計に感じていますが、自分たちもワクチンの推進に加担したことが一番大きいと思います。そして、加担してしまった背景に、「子宮頸がんワクチン」のことがあったのは間違いありません。

「接種後に起こった重篤な症状に苦しむ少女たちをセンセーショナルに報道した結果、ワクチンを忌避する人が増えてしまった。子宮頸がんワクチンで救えた命がたくさんあったはずなのに、日本だけが子宮頸がんの発生国になって、取り残

された。その責任をどう取るんだ」

そんなふうに、推進側の医師たちがメディアに相当なクレームを入れた。その反動で、コロナワクチンでは接種忌避につながるような報道はしないという、極端なほうに振れてしまったと思うのです。

しかし、メディアがワクチン接種推進に加担した結果、今、過去最大の「薬害」が起こっているわけです。その事実から目をそらしてはいけないはずなのに、もしメディアがコロナワクチンの薬害を大々的に報道し始めたら、自分たちのやってきたことを否定するだけに留まらず、自分たちの責任を問われることにもなる。

だから、まともに取り上げようとしないのでしょう。

宮沢 ほんと、報道しませんよね。メディア関係者に聞くと、別に上からの圧力はないというんです。やはり、政府やスポンサーへの忖度か、あるいは自己保身なんでしょうか。

鳥集 もう一つは、学歴社会の問題点もあると思います。今、中高一貫の進学校で成績上位層の人たちは、こぞって医学部を目指します。メディア業界の人たちは、早稲田や慶應など立派な学歴の人が多いですが、それでも偏差値で勝てなかった医学部出身者には頭が上がらない。だから、医学的な問題について自分たち

で調べたり、自分たちの頭で考えたりして、「これはおかしいのではないですか」と医師たちに問う勇気がない。

むしろ、厚労省のプレスリリースや大学教授などのコメントを、右から左に流したほうが安心なんです。医師たちからクレームが来ても、「厚労省のホームページに書いてある」「〇〇大学の先生が言っている」と言い返すことができるから。

しかし、そのような権威主義に陥ってしまった結果、メディアの力が本当に落ちてしまった。メディアの監視が働かなかったために、感染症専門医をはじめとする医学医療界が暴走してしまったわけです。

医療従事者の「思考停止」と「無責任」

宮沢　私は医学部の入試や医学教育もおかしいと思います。受験勉強に打ち勝つためには、決められた問いに決められた答えを返さなくてはいけない。出題者はいつも答えを求めていて、受験生たちは出題者が求める答えを書くことが、正義だと思い込んでいる。医師国家試験も同様です。

しかし、世の中はそうではありません。わからない問いが山ほどあって、答えも定まらないことだらけ。しかし、彼らはそういう問題は苦手です。彼らは「厚

労省がこう言っている」「論文にこう書いている」ということを拠り所にして、それに基づいて回答することを正解だと信じている。研究では、予想どおりにならないことが多いし、真逆の結論の論文も出てきて、常に議論をしています。ところが、臨床のお医者さんたちは、上にならえというか、右にならえという感じの人が多いですよね。

鳥集 臨床では各専門学会が作成する『診療ガイドライン』の影響も大きいと思います。決められたことから外れた治療をして、悪い結果になった場合には訴えられるリスクがある。そのために、ガイドラインから外れた治療や、学会の主流に背くような発言をしようとしない。

宮沢 でも、ガイドラインがいつも正しいわけではありません。

鳥集 そうです。ガイドラインが依拠するエビデンスのもとになっている臨床試験だって、条件に合う被験者を集めて行われていますから、現実にはそこから外れる患者さんが多いはずです。

宮沢 それに、医学研究の現場にいると、製薬マネーによって研究結果が歪められていることを強く実感します。臨床試験に関しても不正がかなり行われているはずです。表ざたになっているのは氷山の一角だと思うんですが、それでもしょ

っちゅう報道されていますよね。だから、医学論文は最初から疑うのが当たり前だと思うのですが、臨床医たちはほとんど疑いません。

鳥集　ＥＢＭ（科学的根拠に基づく医療）では、医学論文は批判的に吟味すべきと言われているはずなのですが、疑おうともしないというのは、やはり出題者が求めることを答え、高得点を取ることが、自分たちの使命になってしまっているからなのでしょうか。

宮沢　そう思います。「答え」というのは、誰かがつくってくれるものだと思っているんでしょう。

鳥集　複雑な社会の問題を解決する能力がないのに、さも自分が何もかも知っていて、すべて解決できるかのような錯覚をしている。

過剰な医学・医療支配の副作用

宮沢　私は、受験勉強は「ゲームみたいなものだ」と思って乗り越えてきました。でも受験勉強ができるからといって、頭がいいわけではありません。そもそも、ほんとに頭がいい人というか、自主的に勉強したり、自主的に何かやりたい人は、受験勉強に不向きです。だって受験勉強なんて面白くないですからね。私も高3ま

鳥集 では、全然、勉強しませんでした。

宮沢 浪人したんですか。

鳥集 浪人しました。浪人して1年間だけ一生懸命に勉強したんです。ただ受験のために勉強しているわけで、長い年月そればかりに専念してしまうと、自主的に考える能力が損なわれるのではないかと思います。

宮沢 今の医学部の多くは偏差値が東大並みに高いですから、受験勉強に専念してきた人も多いでしょう。

鳥集 偏差値なんてただの尺度でしかないんですよ。人それぞれ価値観が違うわけで、それを受験偏差値だけで、つまりどの大学に入ったからって優劣の序列を決めるのはまったくおかしいですよね。

宮沢 でも大学の中でも序列化がありますよね。一番偏差値が高いというだけでなく、医学部ってプロフィット部門でもあるわけじゃないですか。国公立大学が独立行政法人化して以降、大学のなかで一番お金を取れるところが医学部になった。診療報酬だけでなく科研費や、製薬会社からのお金も入って来る。そのために、大学での医学部の発言力がさらに大きくなったのではないでしょうか。東大だ

宮沢 ほんとにアホな話なんですが、大学には確かに序列があるんです。東大だ

と「進学振り分け」（1年から2年途中の成績をもとに、3年目から進学する学部を決める制度）がありますよね。その点数が学部間や学科間の序列になるんです。それも最新の点数の序列ではなくて、教授たちの時代の点数で序列が決まる。私たちのときは農学部の畜産獣医学科（のちに獣医学科と改称）って人気がなかったから、すごく下に見られていた。

宮沢　大学の中で下に見られていると、何を言っても耳を傾けてもらえないということがあるんでしょうか。

鳥集　そうそう。「獣医ごときが何を言ってるんだ」という話になるんです。

宮沢　まして人文系の人たちの発言力って、もっと低くなるということですよね。

鳥集　ただ、昔は東大で一番難しかったのは文一だったのではないでしょうか。省庁に入って、ゆくゆくは政治家になり、自分たちが国家を率いるという気概があったように思います。

宮沢　昔、「文一、文三、猫、文二」って言っていたんですが、知ってますか？

鳥集　知らないです。

宮沢　文一の次が文三で、その次が猫で、文二は猫以下だと。

鳥集　そうなんですね。なんで、猫がそこに入るのかな（笑）。

宮沢 文二って主に経済学部に進学するんですが、東大の中で経済学部はすごく軽んじられていた。でも今は、文二もけっこう難しくなっていると思います。

鳥集 私立大学も昔に比べて今は商学部や経済学部の人気が上がっていますよね。でも、そみんな文学部なんかより、お金を稼げるところに行きたいんでしょう。でも、そうした風潮が極まってしまったように感じます。

私は今回のコロナ騒ぎでは、哲学、倫理学、文学、社会学といった、文系学問の重要性を痛感しました。宮沢先生の言うとおり、パンデミックでは人の生き方に関わる答えのない問題が噴出しましたから。文系の人たちがもっと頑張って、医師や研究者たちに意見を言うべきでした。

宮沢 そうですね。エンタメ系や宗教系の人たちも頑張ってほしかった。コロナは死生観にも関わる問題だからです。ところが宗教界もコロナを怖がってしまったのか、法要をやめるといったことがあったんです。

鳥集 過剰な感染対策に対して宗教家の観点から声を上げてもいいし、哲学者たちも哲学の観点から声を上げればいい。しかし、あまりにも医学・医療支配が強すぎて言えなかった。それも問題だったと思います。

宮沢 支配力は強いですが、その割にお医者さんは浅薄（せんぱく）です。われわれ獣医をお

医者さんたちはバカにしています。でも、獣医だって陰では医者を、意外とわかっていないのだなあと思っています。お医者さんたちは、そんなこと夢にも思っていないでしょうが。

「自分たちの世界」しか見えない医師たち

鳥集　獣医さんのほうが、よく論文を読んでいるんですか？

宮沢　それもあるかもしれませんが、やはり獣医は、広く物事を知っていると思います。

鳥集　生命を捉えるという意味で、ですか。

宮沢　感染症に関しても、すごく広い視野を持っています。逆に私たちから見ると、お医者さんは視野が狭いんです。

鳥集　医学医療が専門分化しすぎている、ということですか。

宮沢　そうだと思います。獣医も細分化されつつありますが、医学に比べるとかなり広い分野をカバーしなくてはなりません。基礎や臨床だけでなく、公衆衛生もすごく重要なので必ず習得しないといけないんです。

鳥集　人獣共通感染症がありますからね。

宮沢　人獣共通感染症はもちろん、繁殖に関してもよく知っています。それに獣医公衆衛生学では人口動態だけでなく、気象とか動物愛護についても教えますし、一般廃棄物から核廃棄物、上下水道なんかも教える必要があります。

鳥集　そこから感染症が広がるかもしれないですもんね。

宮沢　そうです。上下水道に関連する法律なんかも全部教えています。そのため、国家試験もすごく多岐にわたって出てくるわけです。「なんで獣医が人間の自殺のことを考えるんだ」と言われて驚いたことがありますが、人口動態も教えるのですから自殺のことも考慮するのは当然です。

鳥集　あまりにも過剰な公衆衛生対策をしたら、経済的に追い込まれて自殺する人が増える危険性がある。子どもの発達にも影響が出るかもしれない。

たしかに、このコロナ騒ぎでは医学が細分化されて、すごく視野が狭くなってしまっていると強く感じました。医師のなかには、いまだに新型コロナをなめてはいけないという人がいますよね。救急や重症病床に運ばれてくる患者さんは命の危機に瀕した人ばかりだから、そのような印象を医師が持つのは当然だと思います。でも日常の社会を見渡せば、そのような人にはめったに出会いません。コロナの怖さばかりを強調する医師たちは、一歩引いて社会全体を見ることができ

なくなっていると思います。

宮沢　そうなんです。お医者さんというのは病気の人しか診ていないわけです。そ
れに多くの医師がコロナを診ることを嫌がった。そのために、コロナ陽性になっ
た患者さんを受け入れる医療機関が非常に限られてしまった。一部のお医者さん
たちだけが、全部背負ってしまったわけです。

　その人たちにとっては、そら大変ですよ。オミクロンだって全体の重症化率が
下がったとはいえ、感染者が増えたために患者の絶対数も増えてしまったわけで
す。そのため、彼らは「オミクロンもすごく重症化する」と言うんだけど、全体
的な統計を見たらそのようには言えないはずです。それに、医師がみんなで分担
してコロナ患者を診ていたら、医療ひっ迫なんて起こっていなかったのではない
でしょうか。

鳥集　そういう偏った現実を見ている医師たちが、「新型コロナは怖いものだ。こ
んな急変する人がいる」「だから対策が必要だ」となってしまった面もあると思い
ます。

宮沢　重症化する人がいる現場を報道することも自由ですが、それが全体の何
パーセントかということもちゃんと伝えてくれないと。恐怖を煽るかのような報

道が、むやみに人々を怖がらせましたよね。

オミクロンに感染しても半分ぐらいの人は発症すらしていなかったのに、多くの人が怖がってしまった。「オミクロンになったので、もうかかっていいですよ」なんて言うと、「なんでそんな無責任なことを言うんだ」と批判されてしまうわけです。

鳥集 私は「コロナが怖い」と思い込んでいる医療者たちは、洗脳されているのと同じ状態にあると思っています。病院でコロナの重症患者ばかり診ていたお医者さんや看護師さんたちは、「感染を防ぐために飲みに行ったり、帰省したりするのは我慢しろ」と言われてきたわけです。院内感染を起こしたら自分たちの行動が問題にされる恐れもある。

しかし病院の外に行けば、自粛、自粛と言われながらも普通に飲みに行って、飛沫を飛ばし合いながら酒場で大笑いしていた人たちが実際にいた。それを知らずに、医療者たちは自分たちの世界に閉じこもっていた。特殊な光景や一方的な情報ばかり見せられたら、それが真実だと思い込んでしまうのも致し方ないでしょう。

俗世を「汚れた場所」などと言いくるめて社会から遮断し、一方的な教義を真

実として叩き込む。これってカルト教団がやってきた洗脳の手口そのものなんです。医学医療界が大きな「洗脳装置」になっていることを、改めて痛感しました。

ところで、この本の新書版が最初に出たときには、まだ3回目のブースター接種が行われていた頃でした。それからまた接種が繰り返されて、2023年の「秋接種」で、すべて打ってきた人は7回目となりました。こんなに接種して大丈夫なのか心配になりますが、宮沢先生が懸念していることはありますか。

ワクチンの定期接種が危険な理由

宮沢　少し前に（2023年12月3日）、CBC（中部日本放送）主催のシンポジウムに出たんです。私の他に、産婦人科と救急のお医者さんがパネラーとして登壇していたんですが、二人とも「コロナワクチンは定期接種すべきだ」と言ったんです。

毎年毎年ワクチンを打ったら、やはりリスクはあり得ますよ。これまでのインフルエンザのような不活化ワクチンでも、毎年打って問題がないのかどうかよくわかっていません。ましてや新型コロナワクチンは、原理的に問題が起こり得ると指摘されている「mRNAワクチン」です。もちろん定期接種のリスクはあり

得ると私は考えています。

鳥集 たとえば、どんなリスクがあり得ますか。

宮沢 多数回打つと免疫が乱れるのではないかと思います。

鳥集 コロナワクチンを頻回に打ってしまうと免疫を抑制する方向に働く「Ig
G4」という抗体が上昇してしまうという研究論文があり、懸念されていますよ
ね。

宮沢 Treg（制御性T細胞）という、同じく免疫を抑制するリンパ球も活性
化されることがわかっています。それらによって免疫が乱されて、かえってさま
ざまな病原体に感染しやすくなるだけでなく、自己免疫疾患やがんになりやすく
なる危険性もあります。ですから私は定期接種には大反対です。

鳥集 免疫が抑制されるだけでなく、頻回にコロナワクチンを打つと変異体に対
する抗体は上がらず、オリジナルのウイルスに対応する抗体ばかりが上がる「抗
原原罪」という現象が起こるとも指摘されています。実際、オミクロンXBB・
1・5対応のワクチンを承認する根拠となったマウスの実験データでも、XBB系
統に対応する抗体はあまり上がらず、当初の武漢型の抗体のほうが桁違いに多く誘
導される結果になっていました（第47回厚生科学審議会予防接種・ワクチン分科

会「参考資料2」2023年6月16日）。

宮沢　そうなんです。犬猫の世界でも、感染症に対応する混合ワクチンを毎年接種すべきといわれていたんですが、それはよくないということがわかって米国は3年に1回とするようガイドラインを変えたんです。ところが、日本のガイドラインもそうしようとしたら、ワクチンを推進する人たちから、ずいぶん抵抗されました。結果的に日本でも犬猫の予防接種のガイドラインは3年に1回の接種になったんですが、ほとんどの人はそうした経緯があったことを知らないでしょう。

鳥集　やはり、あんまり頻回に打つと免疫が乱れてしまうということですか。

宮沢　動物の場合はワクチンの副反応の問題もあるのですが、アレルギーになってしまうことがあるんです。それなのに、人間は毎年とか半年ごとに打っていいと簡単に言ってしまっていいのか。

鳥集　そういう議論すらほとんどせずに、次々と接種が決まっていきましたよね。

宮沢　政府はコロナワクチンを打てば、重症化予防効果の持続が期待できるとしています。接種しても抗体がすぐに減って感染予防効果の持続が期待しにくいからでしょう。でも、それでも重症化が予防できるというのは免疫がウイルスを記憶しているからではないのですか？　記憶があるのならば毎年打つ必要はないはずです。

なのに、毎年打つように言う。矛盾してるんです。

副反応によるダメージの蓄積

鳥集 もう一つ頻回に打つことに怖さがあるのは、副反応によるダメージの蓄積です。コロナワクチンの場合、スパイクタンパクが血管損傷を引き起こすと指摘されています。また、スパイクタンパクを発現した細胞が免疫細胞に攻撃されることで自己免疫疾患の発症や増悪も指摘されています。

たとえば、コロナワクチンでは接種後に心筋炎を起こす人がいます。軽い心筋炎であれば、接種直後に胸痛や動悸が出たとしてもすぐに治まり、検査でもわからずに終わってしまうかもしれません。しかし何度も打って、同じ副反応を繰り返しているとダメージが蓄積していき、そのうち限界を超えて命に関わってくることもあるでしょう。

宮沢 もちろんです。

鳥集 接種後に38〜39℃の高熱が出て、ふらふらになっている人がいますが、その間にどこかの臓器あるいは血管などに炎症が起こっている可能性もある。若い人であれば、まだ回復できるかもしれませんが、高齢者だとそのダメージに体が

耐えられないかもしれません。

宮沢　心筋炎になると壊死した心筋は元に戻りませんから、それを何回も繰り返せば心疾患になるリスクは高まるはずです。実際に、2021年は2020年に比べて循環器疾患による死亡が増えています。コロナ感染による悪化や医療ひっ迫が原因ではないかなどといわれていますが、本当にそうでしょうか。コロナワクチンが要因である可能性も十分にあります。

鳥集　2024年秋からの定期接種の対象となるのは、高齢者と基礎疾患がある人、そして医療介護従事者です。高齢者や基礎疾患のある人は、コロナで重症化するリスクが高いからというのが理由ですが、逆に体力のない人のほうが副反応によるダメージに耐えられない可能性があります。

宮沢　そもそも頻回接種によって重症化予防効果が高まるかどうかなんて、考えにくいですね。

鳥集　これって、インフルエンザワクチンのときも同じなんです。小中学校では1960年代からインフルエンザワクチンの集団接種をしていました。宮沢先生も私も打たされましたよね。ところが前橋市医師会の研究班が「集団接種をしても、していない地域と比べて流行は抑えられない」とする「前橋レポート」とい

うのを出して効果に疑問を持つ人が増え、1994年に集団接種が中止となりました。

そのために、インフルエンザワクチンの製造がいったん落ち込んだんです。しかし、そうなると国内のワクチンメーカーが生き残れなくなってしまう。そこで、政府が何を言い出すかというと、「感染を完全に抑える働きはないけれども、高齢者は守ることができる」と。すなわち、「重症化予防効果はある」って言い出すんですよ。

だけど厚労省は、国内で行ったエビデンスレベルの低い症例対象研究に基づいて、「重症化予防効果がある」と言い張っている。

つまり、感染予防効果がないことが明らかになったら「重症化予防効果」があると言い出すんです。それによって、インフルエンザワクチンの製造量は右肩上がりに回復し、いまや集団接種中止前より多くなっています。その歴史を振り返ると、コロナワクチンでやっていることも、まるで同じだと思うんです。

コクランレビューなどエビデンスレベルの高い臨床研究では、高齢者のインフルエンザワクチンの死亡に対する予防効果のデータは十分ではないとされています。

医師や研究者たちの「二枚舌」

宮沢 そもそも、医療関係者はまだコロナワクチンを打っているんですか。

鳥集 m3・COMという、医療従事者限定の情報提供サイトを運営している会社があって、そこが2023年の春接種のときに、医師たちに接種する意向があるかどうか尋ねるアンケートを実施しています（2023年5月11日〜15日、回答数6406人）。

その段階でも、医師の約4割が「接種を受けない」という回答でした。年代が高いほど「接種を受ける」という回答が増え、60代で約7割、70代で約8割でしたが、若い世代ほど打つ人は減り、20代（45・5％）、30代（46・1％）は半数以下です。半数でも多いと思いますが、2023年の秋接種はもっと減っているはずです。なぜなら2023年12月末の段階で7回目の接種率は国民全体の1割ちょっとに留まっているからです。

当然、医師たちの接種率も下がっているでしょう。なぜって、これまで一般の人たちに「打て、打て」と言ってきたわけでしょ。もし自分は打たないというなら、なぜやめたのか国民にきちんと説明すべきです。それなのに何も言わず、しれっと打つのをやめている。

私は、何も言わずに打たなくなった医師たちに怒っています。

宮沢　免疫学者の偉い人にもいますよ。公にはコロナワクチン接種を推奨しながら、当の本人は3回でやめているんですよ。それで、「宮沢君、これ何度も打つもんじゃないよね」って言ってくるんですよ。にもかかわらず、公式の場では「定期接種してください」と言う。どういうことなんだと。

鳥集　ひどいですよね。

宮沢　妊婦に関しても「わからないことが多いよね」って、私に言ってくるわけです。だから私も「わからないことあるから、やめてください」と言ってるのに、彼らは公には「安全だ」と言うわけです。だから、私は「二枚舌が嫌いだ」ってX（旧ツイッター）に書いた。言ってることと、やってることが違うじゃないかと。自分がそう思っているんだったら、公にはっきり言うべきです。でも、言わないんです。

鳥集　どうしてなんでしょう。

宮沢　「反ワク」と思われるから？　それとも自己保身？　わからないですね。「3回まではワクチンの安全性と有効性を信じていました」と言ったって、私はいいと思うんです。でも、絶対に曲げないでしょう。

鳥集　やはり、「自分は偉い」というプライドがあるのかもしれません。だから、

素直に「間違っていました」とは言えない。

宮沢　現時点で打ってない人が半分ぐらいいるんだったら、半分ぐらいの医師は「頻回接種しても意味がないよ」と思っているということでしょ。

鳥集　頻回接種に意味がないと思っているのなら、患者さんにも「これ以上打たないほうがいい」と言うのが筋だと思います。

宮沢　先輩の研究者で伴侶動物（イヌやネコなどの動物）のワクチンの研究をしている人がいて、その人も「ワクチンは必要最小限で」と言っていたんです。ところが、その研究者の息子さんが獣医さんになって、動物病院の経営に携わることになった。そしたら先輩が言うんです。「宮沢君、現実は厳しいね」って。やっぱり経営が厳しいなかで、ワクチンって救世主になるんです。なぜかというと、350円とか500円ぐらいで仕入れて、約1万円で打てますから。1000回打てば、それだけで1000万円ほどの売り上げになって、900万円近く儲かる。毎年打てば、大きな固定収入にもなる。それを理想論で「3年に一度にしましょう」としたら、900万円の利益が300万円に落ちてしまうわけです。

鳥集　医師も同じです。ずっとコロナの受診控えで赤字だった病院が、コロナワクチンの接種が始まってから、赤字の埋め合わせができたどころか、「こんなに儲

宮沢 もし経営が厳しいなら、診療報酬の点数を適正なものにしろと要求すべきであって、人々にワクチン接種を押し付けて儲けようとするのは間違っています。

かっていいのか」というぐらい儲かった。結局、「医は算術なり」ということなんでしょう。

「医師が足りない」の真相

鳥集 それに医師が多すぎるんです。医学部の定員が拡充された結果、右肩上がりで医師数が増え続けて、2020年には約34万人と20年前より約8万人も増えた（厚生労働省「医師・歯科医師・薬剤師統計」2020年）。

医師が足りないと言われ続けていますが、要は病気の概念を広げたり、検査をたくさんしたりして、医療に依存する人を増やしているだけじゃないですか。コロナぐらいの病気だって、本来なら多くの人が家で寝てれば治るわけじゃないですか。イギリスにも保険制度があるんですが日本より全然手厚くない。GP（General Practitioner＝総合診療医）という制度があって、その地域にいるGPをかかりつけ医として一人登録するんです。

宮沢 私はイギリスに留学して、グラスゴーやロンドンに住んでいました。イギ

私も風邪をひいたときに、お医者さんに診てもらいたいと思ってクリニックに連絡しました。そしたら「GPを登録してください」と言われて申請を出しました。登録が完了するまで1週間かかったんですが、まだ症状が残っていたので受診しようとしたら、「エマージェンシー（緊急）か？」って聞かれたんです。そうではないと答えたら、「じゃぁ、3日後に来てください」と。だから、風邪をひいてからお医者さんに診てもらえるまで、10日間もかかった。その間に、もう風邪は治っていた（笑）。

この話をイギリス人にしたら、「風邪くらいで病院なんか行かないよ」という んです。GPに行ったって、そこには検査機器はなくレントゲンすらない。とにかく、診断だけされて、処方箋が出ることもありますが、「薬は必要なし」とだけ言われて帰されることもある。もし専門的な治療が必要と判断されたら、他の病院を紹介される。それだけなんです。

鳥集　そうなんですよ。私もイギリスの医療制度を現地で取材したことがあるのですが、要するにGPというのは、専門医療が本当に必要な人を選別するためにいるんです。なので「ゲートキーパー」と呼ばれていて、内科の病気だけでなく、ケガ、目の病気、心の問題なども含めて、すべてに対応できるトレーニングを受

けている。

　GPは、「この人は自分たちの手には負えない」という人だけ、専門的な治療ができる病院を紹介する。そういう人はGPを受診する患者の数百人に1人程度だと言われていたと思います。それに、イギリスやヨーロッパの国々では緊急を要する場合など以外は、原則的にGPを通さないと専門的な治療を行える大きな病院にはかかれないようにしています。そうやって、本当に専門的な治療が必要な人だけに絞ることによって、専門病院に患者が集中することを避ける仕組みができているんです。

宮沢　そうそう。

鳥集　それなのに、日本はちょっと熱が出たと言っては、みんな病院にかかろうとしますよね。　学校なんかもインフルエンザやコロナが流行っている時期に熱が出て休んだら、「病院にかかって罹患証明書をもらえば出席扱いになるから」と言って、受診させようとします。だけど、インフルエンザであろうがコロナであろうが、症状が出たらゆっくり休んで他の人にうつさないようにする、それが感染症の原則ではないですか。

　そういうことを医師やウイルス学者のみなさんに言ってほしいのです。それな

のに不安を煽るだけ煽って、人々を医療機関へ向かわせる。そのために病院が混雑して、「医者が足りない、看護師が足りない」と言うでしょう。まったくバカバカしいとしか言いようがない。

それにお医者さんをやたら増やして、どうするんですか。お医者さんの平均年収って、勤務医で1500万円、開業医で2000万円前後もあるんです。その人件費を支えているのは、私たちが払っている健康保険料なんですよ。私はフリーランスなので、国民健康保険料をものすごく払っています。8カ月で割って払うので、月に10万円にもなる。保険料で殺されますよ、本当に。

死生観がないから過度に医療に依存する

宮沢　さらに、新型コロナの対策では、湯水のようにお金を使いましたからね。2020年からのコロナ対策で、およそ104兆円も計上されました。それによってワクチンメーカーやお医者さんたちは潤ったかもしれないけど、私たちや将来の世代にツケが回って来るということも、考えてほしいんです。岸田首相は「増税メガネ」などと揶揄されていますが、2023年4月に「社会保険料」だって値上げされています。

鳥集　財務省の見通しによると、日本の2023年度の国

民負担率は46・8％です。われわれは収入の半分を政府や自治体に持っていかれて
いる。実は「高税負担国家」なんです。

宮沢　私もそのことを、きちんと議論しなくてはいけないと、以前からずっと言
ってたんです。「医療は正義だ」みたいな感じでなんでも許されていますが、青天
井でお金を使って、いったいどこまで行くんだと。

鳥集　その意味で、「失敗の本質」というこの本のまとめになるかもしれません
が、このように医学・医療に支配されすぎたことが、私はコロナ対策やワクチン
政策の失敗の本質なのではないかと思うんです。

宮沢　さらに、その奥には人々があまりにも死を恐れすぎていることもあると私
は思います。つまり「死生観」がない。

鳥集　そうですね。コロナでは高齢者にうつさないようにとすごく言われました。
衰弱した高齢者が風邪にかかって跳ね返せないのは、申し訳ないけれど私
は寿命だと思っています。新型コロナに感染しなかったとしても、他の感染症で
亡くなってしまいます。年を取ったら免疫も衰えてきますから。

宮沢　「肺炎は老人の友」という言葉も昔からありますからね。

鳥集　そうです。なのに、新型コロナだけ特別視して逃げ回るのは、やはりおか

しいのではないですか。

鳥集　過剰な感染対策によって、施設に閉じ込められたまま家族に直に会うことができないまま亡くなった高齢者もたくさんいました。

宮沢　私も施設に入っている母に、ずっと会えなかったです。

鳥集　その人の人生を想像したときにそれが本当に幸せと言えるのか、考えないといけませんよね。

宮沢　そう、生きるとは何かということを究極的に考える必要もあったはずです。体に不自由がない人が家に閉じこもり続けていて、それで「生きている」と言えるんですか。パンデミックの最中に、「帰省しないでください」「花見は控えてください」などと要請されました。「今年我慢しても、来年できるじゃないですか」と言いますが、老人にとっては来年があるかどうかわからないんですよ。

鳥集　閉じこもることによって高齢者がなりやすいサルコペニア（筋肉減少症）やフレイル（心身の衰弱）が進んだ人も多かったと指摘されています。

宮沢　人と話す機会が減って認知症も増えたと思います。「生命活動」というのは、ただ生きているだけはないんです。体になんの不自由もないのに、いつまでも自由に外へ想像してみてください。

出ることができない。これって「懲役刑」を受けているのとどこが違うんですか。冤罪で刑務所に入れられた人には「かわいそう」と同情するのに、なぜ感染対策で閉じ込められた人はしょうがないと言えるのか。

"犯罪的なこと"が行われているかもしれない

鳥集 パンデミック条約や改訂IHRが施行されたら、また閉じ込められたり、ワクチンを強要されたりするかもしれない。

宮沢 そんなことは起こらないと思っている人がいるかもしれないけれど、コロナのパンデミックの最中、中国では陽性者の強制隔離や感染地域の封鎖が行われていましたし、オーストラリアやニュージーランドでは、ワクチンを打たないと小売店やパブに入れないという政策が実際に行われていました。

鳥集 ヨーロッパ諸国やイスラエルもそうでした。「グリーンパス」という制度ができて、接種証明あるいは陰性証明がないとレストランにも映画館にも入れませんでした。

宮沢 「接種するかどうかは個人の自由」と言いながら、接種をしないと生活を営めなかった。そんなの強制と同じですよね。

鳥集　ですから、冒頭にもお話されたとおり、もしこのパンデミックがリハーサルだったとしたら、次はもっと厳しい制限があり得る。

宮沢　あります。やると私は思っています。このコロナのパンデミックで、彼らは本当にうまくいったと思っているはずです。次はさらに洗練したやり方で、私たちを攻めてくるのではないでしょうか。今回のコロナ騒ぎに疑問を持たない人は、何も感じないかもしれません。でも私は絶対におかしいと思っているので、そう考えてしまいます。

鳥集　本当にそうですね。もし新型コロナウイルスが人工だったとしたら、今後も何をされてもおかしくないと覚悟しておかなくてはなりません。

宮沢　そうです。私がパンデミック条約や改訂IHRをすごく危惧しているのは、新型コロナウイルスが人工だと思っているからです。

鳥集　そういう犯罪的なことが行われているかもしれないのに、それを追及できないウイルス学会もマスコミも機能していないと言わざるを得ません。

宮沢　今回の私の論文は、強烈な一撃だと思ったんですが。なんとか多くの人に事実が伝わって、状況が改善されることを祈るだけです。

第一章　コロナワクチンの「正体」

集団免疫は獲得できなかった

鳥集 まず宮沢先生におうかがいしたいのが、新型コロナワクチンの接種を進めたことがよかったのかどうかという点です。私はこのワクチンは失敗だったと考えていますが、宮沢先生はどう思いますか。

宮沢 日本に限れば「トータルでは」失敗だったと思います。部分的にはわからないです。お年寄りは接種したほうが得だった時期があった可能性はありますが、お年寄りでもトータルでみてどうだったのか、今もわかりません。それに弱毒のオミクロン変異体（以後、一般名称の「オミクロン株」とする）に置き換わったので、もうコロナで亡くなる人もそんなに出ないのではないかと思います。

厚生労働省が公表している「新型コロナウイルス感染症対策アドバイザリーボード」の資料を見ると、高齢者ではワクチンを打っている人のほうがコロナの致死率が低いというデータが出ていました。それだけ見るとワクチンを接種してよかったと言えるかもしれません。ただ、ワクチンの副反応で亡くなった高齢者もいたはずですが、それはデータに出ていないのでわかりません。

鳥集 私が「コロナワクチンは失敗だった」と考えている第一の理由は、政府も専門家も「国民の7〜8割が2回接種すれば、集団免疫を獲得できる」と言って

いたのに、それを達成できなかったことです。　集団免疫ができなかったどころか、ワクチンを優先的に接種したはずの医療機関や介護施設で、ブレークスルー感染とクラスター発生が相次ぎました。また、3回目接種まで進めたにもかかわらず、オミクロン株になって過去最多の陽性者を出しました。

菅義偉前首相も河野太郎元ワクチン担当大臣も2021年6月頃に、ワクチンを打てば集団免疫に近づくといった旨のことを言っているんです。しかし、3カ月後の9月には、政府の新型コロナウイルス感染症対策分科会が早々と白旗を揚げて、公式資料に「集団免疫の獲得は困難」と記載しました。それなのに、政府も専門家も謝るどころか、「下がった抗体を上げる」「自分のためだけでなく、周

＊1　集団免疫……ある感染症に対して一定数がワクチン接種や罹患によって免疫をもつと、ウイルスが感染できる宿主を見つけにくくなり、感染速度が低下し流行を抑えられるとされる。新型コロナウイルスでは当初、ワクチン接種によって人口の7〜8割が免疫をもてば、集団免疫を獲得できるとされてきたが、2021年9月3日の日本政府の新型コロナウイルス感染症対策分科会がまとめた提言では「すべての希望者がワクチン接種を終えたとしても、社会全体が守られるという意味での集団免疫の獲得は困難」とされた。

りのために」という理由で、3回目、4回目の接種を進めている。こんなにおかしいことはありません。

集団免疫に懐疑的だったワクチン研究者たち

宮沢　コロナウイルスのことを熟知している多くの研究者は、ワクチンによって集団免疫が獲得できるという考えには、最初から懐疑的だったと思います。

　今回だけ特別に集団免疫が獲得できる可能性が絶対になかったかというと、そんなことはありません。このコロナウイルスだけ、集団免疫が獲得できる特殊なウイルスだったという可能性もゼロではないでしょう。しかし、教科書的にはヒトコロナウイルスは呼吸器感染症、すなわち季節性の風邪を引き起こすもので、同じウイルスに人間は何度でもかかることがわかっています。1990年、イギリスでヒトを対象に感染実験を行っていて、対象者を感染させて52週後（約1年後）にもう一度、同じコロナウイルスを接種すると、再び感染したと論文に書いてあります [Callow, K. A., *et al.* (1990). The time course of the immune response to experimental coronavirus infection of man. *Epidemiol. Infect.* 105: 435-446. doi: 10.1017/s0950268800048019]。

鳥集　変異していない、まったく同じウイルスに何度も感染するんですか？

宮沢　超低温冷凍庫に保管していた変異していないウイルスであっても、2度かかってしまうんです。ヒトコロナウイルスには感染後時間が経てば、何度でもかかるというのは教科書レベルの話で、ウイルス研究者にとってはコンセンサスだったはずです。

鳥集　それは、ウイルス学者やワクチン研究者は当然知っていなければならない、基本的な知識と言えますか。

宮沢　基本的な知識だと思います。そもそも、呼吸器感染症を引き起こすウイルスの感染を予防するには、血中に出てくるIgMやIgG[*2]ではなく、IgA（免

＊2　IgMやIgG……Igは「免疫グロブリン（immunoglobulin）」の略称で、病原体などの異物（抗原）を排除する抗体機能をもつタンパク質のこと。G、A、M、D、Eの5種類があり、それぞれが異なる役割を担う。IgMは体内で異物である細菌やウイルスが感知されると最初に産生される免疫グロブリンで、他のタンパク質とともに感知した異物を破壊したり、白血球が破壊した菌を食べるのを支援する。IgGは免疫グロブリン全体の80％を占め、体内に侵入した細菌やウイルスに結合し、活動を止めたり、白血球を支援したりする。

疫グロブリンA：Immunoglobulin A）を誘導しなくてはなりません。ＩｇＡって知っていますか？

鳥集　はい。目、鼻、上気道、腸管などの粘膜に出てくる抗体ですよね。

宮沢　そうです。血中にも出てくるのですが、粘膜上にも分泌されます。血中に出てくるのは単量体（一分子ずつ存在）で、粘膜上に出てくるのは二量体（二分子が結合して存在する）です。その二量体の分泌型ＩｇＡがたくさん出てくれば、外界からのウイルスは粘膜上でブロックできます。当然ですよね。呼吸器感染症のウイルスは最初に鼻や喉など気道の粘膜から感染するわけですから。でも、ウイルスは大量に浴びるほど感染しやすくなる。ウイルスをバーンと浴びちゃうと、分泌型ＩｇＡが多少出ていてもそれを乗り越えて感染してしまうわけです。

ワクチンをつくっている側からすれば当たり前の話なんですが、いくら血中の抗体を上げても、分泌型ＩｇＡをたくさん誘導できない限り、大量のウイルスを浴びると感染してしまうんです。ですからインフルエンザもそうですが、気道から感染して肺炎を起こすようなウイルスをワクチンで防御するのは難しい。

鳥集　かつてインフルエンザワクチンのことを取材したときに、私もワクチン研究者から同じ話を聞きました。粘膜のＩｇＡを誘導するワクチンをつくりたいの

だが、なかなか難しい。だから、インフルエンザワクチンを打っても感染してしまう人がいる。

宮沢　みなさん勘違いしているかもしれませんが、呼吸器感染症は粘膜に抗体があっても完全に感染を防御することはなかなか難しいのです。粘膜細胞の表面上に分泌型IgAが多少あったとしても、IgAを上回るウイルス量を浴びて一つの細胞が感染してしまうと、その感染細胞から放出されたウイルスは近傍の未感染細胞に感染します。つまり、横に横に広がっていくのでIgAが多少あっても感染が少しずつ広がっていくはずです。PCRで検出する限り、呼吸器感染症の「完全なる感染予防」は最初から期待できない。そのため、PCRで検出する限り、どうしても陽性になってしまいます。

鳥集　今回の新型コロナワクチンも、体内に注射して血中の抗体を上げることはできるけれど、粘膜の抗体（IgA）まで十分誘導できているわけではない。それゆえ最初から、完全な感染防御ができないことはわかっていたということですね。

宮沢　PCRで感染を検出する限り、そうです。ただ、IgGも多少は粘膜面に漏れ出てはいるようです。でも、呼吸器ウイルスの感染防御の主役は分泌型Ig

Ａであることに変わりはないと思います。

重症化予防効果への疑義

鳥集 実はこのコロナワクチンの接種が始まる前に、何人かのウイルスやワクチンの研究者に取材したのですが、みなさん同じことを言っていました。コロナワクチンが導入されたとしても、感染防御は難しいだろう。ただ、血中の抗体価が上がれば重症化は防げるかもしれないと。ところが、コロナワクチンが導入された途端、あたかも感染防御もできるかのような幻想が振りまかれ、専門家もそれに異論を唱えなくなった。

宮沢 そうです。ただ私は重症化予防効果も、どれほどあるのかわからないと考えていました。コロナウイルスに感染して肺炎になるケースでも、ウイルスが直接肺の細胞に感染して横に広がっていくのであれば、血中のＩｇＧは無力のはずです。実際、今回の新型コロナウイルスも血中にはほとんど存在しないのです。もし簡単に血中に入り込んで広がるウイルスであれば、わざわざ綿棒を鼻に突っ込まなくても、採血してＰＣＲ検査をすればいい。綿棒を鼻に突っ込むとくしゃみをする人がいるので検査する医師がウイルスを浴びて危ないじゃないですか。

採血したほうが医師としても安全なのにそれをしないのは、血中には遊離のコロナウイルスがほとんどいないからなんです。

粘膜で十分増えたら血中に出てくるかもしれませんが、血中にほとんどウイルスがいないとなると、血中の抗体を上げてもあまり意味がありません。だから一気にウイルスを含む微小飛沫を大量に吸い込んだ場合は、重症化予防の効果もそれほど期待できないんじゃないかと私は思ったんです。治験が冬に行われなかったことも気になっていました。インフルエンザが冬に重症化しやすいのは、微小飛沫粒子が乾燥してエアロゾルになりやすく、肺の奥まで到達するからと聞きました。冬と夏では条件が違うのです。

鳥集　その重症化予防効果があるのかどうかという話の前に確認しておきたいのですが、ワクチンの専門家たちはコロナワクチンが粘膜のIgAを上げるのは難しいから感染予防効果は乏しいのではないかと最初から知っていた。しかし、菅前首相や河野元大臣が集団免疫を期待させるような発言をしたということは、そのように彼らに吹き込んだ専門家か医師がいたということですよね。その専門家や医師たちが無知だったということなのでしょうか。

ワクチンを打っても排出されるウイルス量は不変

宮沢 重症化しないことで次の人にうつりにくくなるのだとしたら、一時的に集団免疫が獲得できる可能性もゼロではないかもしれません。また、IgGを上げることによって、ウイルスが体内で増殖しにくくなり、多少感染のレベルが下がるかもという期待もありました。ただ、実際はワクチンを打っても感染者が排出するウイルス量は変わらないというデータが出た。

鳥集 2021年7月ですね。CDC（米国疾病予防管理センター）が、デルタ株に感染した人は、ワクチン接種者も非接種者も、ほぼ同量のウイルスを排出していると発表しました。

宮沢 それを見て、私も「あ、これはダメだ」と思いました。それだけでなく、症状は武漢株よりデルタ株、オミクロン株のほうが軽くなっています。症状が軽ければ多くの人が外に出て活動しますから、ワクチンを打ったことで軽症となり、外でどんちゃん騒ぎをすれば、その人がスーパースプレッダーとなりウイルスを広げてしまう。つまり、逆効果になるおそれもありますよね。ただし、ワクチン接種者のウイルスは抗体に包まれている可能性があり、多少ウイルスが排出されても次の人には感染しにくいかもしれません。

しかし現実的には、ワクチンを2回、3回と打つ人が増えても、陽性者は減るどころか増えていきました。世界に先駆けてワクチン接種を進めたイスラエルは、多くの人が2回接種を終えた2021年4月頃からものすごく感染者が減りました。それを見てワクチン推進派のなかには、「すごい効果だ」「人類の勝利だ」とまで喜んだ人がいた。しかし、結局もとに戻って、また感染が広がっていった。

宮沢　そうですね。

鳥集　ワクチンの効果とは関係なく、自然のエピカーブ（感染症の自然な波）ではないのでしょうか。

宮沢　ワクチンの効果で下がった可能性も、もちろん否定できないと思います。でも、申し訳ないんだけど私にはわからない。論文を読むとmRNAワクチンはIgAも誘導すると書いてある。でも、その量が十分なのかどうかは、粘膜免疫を誘導するワクチン、たとえば経鼻接種ワクチンで粘膜免疫を誘導したときの抗体量と、今回のワクチンで誘導された抗体量を比べないとわからない。論文を読んでもそれはわかりませんでした。

ワクチン2回接種完了後に波が下がってまた上がったというのは、実際はワクチンの効果とは関係なく、自然のエピカーブ（感染症の自然な波）ではない

*3

要は、「数対数」の戦いなんです。抗体が自軍だとすると、敵軍（ウイルス）が、どれだけの軍勢で攻めてくるか。軍隊が存在すると言っても、向こうがこちらを上回る兵士を持ってきたら負けてしまう。それに、抗体の量は時とともに落ちるものなんです。ワクチンを打てば、最初は兵士の数が増えるかもしれませんが、だんだん減っていき、いつかは効果がなくなってしまう。

変異しやすいことは研究者にとって常識

鳥集 もう一つ、1本鎖のRNAウイルスが変異しやすいことも、ウイルスやワクチンの研究者にとっては常識だったのではないでしょうか。RNAはDNAよりも不安定なので配列が変わりやすいんですよね。

宮沢 そうです。RNAウイルスはDNAウイルスの100倍くらい変異のスピードが速いです。このコロナウイルスは、RNAウイルスのなかではゆっくりと変異するほうですが、それでもDNAウイルスよりははるかに速いことは確かです。

鳥集 そもそも武漢型ウイルスをもとにつくったワクチンであるにもかかわらず、デルタ株になり、オミクロン株になっても、政府は「抗体を上げれば効果が出る」

と言い続けてきました。それを信じていいんでしょうか。

宮沢　ウイルスが変異すれば、当然、効果は落ちますよね。オミクロン株のスパイクタンパク[*4]は武漢株のときと比べて30カ所以上も変異しています。それに、そ

*3　mRNAワクチン……メッセンジャー・アール・エヌ・エー・ワクチンと読む。タンパク質の設計図となるmRNAを利用して、免疫反応を引き起こすことを目的としたワクチン。新型コロナウイルスワクチンは、スパイクタンパクの遺伝子をコードしたmRNAを脂質の膜（LNP＝脂質ナノ粒子）で包んだ構造となっている。これを注射すると体内の細胞がLNPを取り込み、その中のmRNAが細胞内のタンパク製造工場であるリボソームに送り込まれる。そして、リボソーム内で設計図が読み取られて、スパイクタンパクが生み出される。そのスパイクタンパクに、マクロファージや樹状細胞が反応することで、液性免疫や細胞性免疫が誘導される。mRNAワクチンは、ファイザー社と武田／モデルナ社の新型コロナワクチンに採用されている。

*4　スパイクタンパク……コロナウイルスの表面にトゲのように存在するタンパク質。コロナウイルスはこれを宿主（人間など）の細胞表面にあるACE2受容体（アンジオテンシン変換酵素受容体2）に接合させて細胞に侵入する。ウイルスゲノムの変異によりスパイクタンパクの構造が変化することで、免疫の攻撃を回避する変異体が生まれる。

もそもコロナウイルス感染症は、抗体のおかげで回復しているわけではないと私は思っているんです。抗体が役に立っている部分もあると思いますが、メインは細胞性免疫[*5]だと思うのです。

鳥集 国立感染症研究所が第6波の最中、5都府県（宮城、東京、愛知、大阪、福岡）を対象に行った血清疫学調査では、既感染者の割合が4.3%と推定されたそうです。ただし、その報告書には調査対象者に偏りがあったことが書かれていました。本当はもっと多くの人が感染している可能性だって十分ありますよね。

宮沢 もちろんあり得ます。それに米ペンシルベニア大の調査によると、このウイルスに感染して回復した人でも、抗体が上がっていない人が36%もいたそうです。ワクチンを打ったほうが抗体価が高くなるから打ちなさいという論理だったんですが、私はこのウイルスの防御は抗体がメインではない、あくまでも細胞性免疫、あるいはひょっとすると自然免疫がメインで、抗体はそれほど大きな役割を担っていないだろうと思っています。

抗体ではなく細胞性免疫が「主役」？

鳥集 そうすると変異ウイルス以前の問題として、コロナウイルスに対してはワ

か。

クチンで抗体を上げてもあまり役に立たないということになってくるんでしょう

宮沢　役に立つ抗体が誘導されていれば、ある程度は役に立つでしょう。しかし、

＊
5
　細胞性免疫……細菌あるいはウイルスに感染した細胞やがん細胞などの異常細胞を、抗体を介さずに直接攻撃する免疫反応のこと。樹状細胞が異物を見つけると、それを取り込んで分解し、その一部を抗原として提示する。それを認識したヘルパーT細胞（T細胞＝リンパ球の一種）がサイトカイン（免疫細胞から分泌される生理活性物質）を産生して、マクロファージや細胞傷害性T細胞を活性化させ、異常細胞を殺傷または自死（アポトーシス）に追い込む。

＊
6
　自然免疫……体内に侵入した細菌・ウイルスや体内で発生した異常細胞をいち早く感知して、排除する免疫反応のこと。好中球、樹状細胞、マクロファージ、NK（ナチュラル・キラー）細胞などがこれを担っている。さまざまな病原体に対して幅広く対応する自然免疫に対し、「液性免疫（抗体の免疫）」や「細胞性免疫」など、病原体を記憶して再侵入したときに直ちに働く免疫反応を「獲得免疫」と呼ぶ。哺乳類など脊椎動物にしかない獲得免疫に比べ、あらゆる昆虫や動物がもっている自然免疫は原始的なものと考えられてきたが、近年ではウイルスや細菌の種類まで認識する高度な能力をもっと再認識されるようになった。

私はこのウイルスに対抗できるのは抗体より細胞性免疫ではないかと考えているんです。免疫というのはウイルスの種類によってレスポンス（反応）が違うんです。私の経験だと、たとえばパルボウイルスやアデノウイルスは抗体のレスポンスがすごく早くて、抗体価も高くなります。

鳥集 すぐ抗体ができるんですね。

宮沢 そうです。しかし、コロナウイルスは抗体のレスポンスが遅いほうなんです。エイズウイルス（正式名称はヒト免疫不全ウイルス：HIV）などは、もっと遅いです。どうしてその違いが出るのかというと、免疫には自然免疫の他に、細胞性免疫と液性免疫（抗体の免疫）があ[8]りますが、どんな外敵にも両方が均等に強力に働くわけではなくて、どちらかに振れるんです。「Th1／Th2バランス」と[9]いって、Th1が優位になると細胞性免疫が、Th2が優位になると液性免疫が働き[10]ます。どちらを高めるかは最初に敵が入ってきたときに樹状細胞やサイトカインが決めるんですが、どうもコロナウイルスは、免疫システムがわざとTh2を上げないようにしているのではないかと思うのです。それはなぜなのか。抗体をたくさんつくりすぎて、逆効果になることが過去にたびたびあったのではないでしょうか。

鳥集　なるほど。それを人体が覚えていると。

＊7　パルボウイルスやアデノウイルス……パルボウイルス——これに感染して起こる疾患が「伝染性紅斑（リンゴ病）」と呼ばれる。0〜9歳での発生が多く、両頬がリンゴのように赤くなる発疹ができることが特徴的。頬が赤くなる前に微熱や風邪のような症状が出るが多くは重篤化しない。感染後は免疫によって再感染はないと言われている。アデノウイルス——飛沫、手指、目、喉から体内に侵入するウイルスで、日本では「咽頭結膜炎（プール熱）」として、夏の時季に子どもの罹患者が多く見られる。風邪の一つとして捉えられている。

＊8　液性免疫（抗体の免疫）……リンパ球の一種であるB細胞が産生する抗体によって引き起こされる免疫反応。抗体にはウイルスや毒素に結合することで感染力や毒性を失わせる中和作用のほか、病原体に結合してマクロファージや樹状細胞の働きを助けたり、補体（抗体や免疫細胞の働きを補完する物質）を活性化して細胞傷害などの役割がある。

＊9　樹状細胞……樹木のような突起を持つ免疫細胞の一種で、体内のあらゆる場所に存在する。異物を見つけると自分の中に取り込み、その一部を抗原として他の免疫細胞に提示することで、免疫反応を誘発する。

なぜ「不活化」ではなく「mRNA」だったのか

宮沢 ネコがそうなんです。たとえば、ネコの伝染性腹膜炎ウイルスはワクチンをつくれない。なぜなら、抗体を誘導すると逆効果になるからです。

鳥集 それはADE（抗体依存性増強*11）が起こるということですね。

宮沢 そうです。ADEが起こります。コロナウイルスの場合は時としてADEが起こり、ひどい目に遭った経験があるので、長い年月をかけた生物とウイルスの戦いのなかで、生物はコロナウイルスに対していきなり抗体を上げる戦略を取らなかったのではないかと思うのです。

だから、新型コロナウイルスについても、感染したのに抗体が上がらない人がいるのではないか。抗体が上がらないから何度でも感染する。でも、1回目より2回目、2回目よりは3回目のほうが細胞性免疫が強くなっていく。そうやって、コロナウイルスと戦ってきたのではないでしょうか。

私は今回のワクチンを開発したメーカーの研究者たちも、そのことを絶対に知っていたと思うんです。だって、ファイザーのトップは獣医さんでしょ。ファイザーのCEO（最高経営責任者）のアルバート・ブーラ氏は獣医です。

宮沢 さすがにワクチン開発をやっていたら、コロナウイルスのことも熟知しているはずです。だからこそ、mRNAワクチンを導入したんだと思うんです。中

実は、抗体をつくらせるだけだったら不活化ワクチンでいいはずなんです。[*12]

＊
10

サイトカイン……免疫細胞の活性化や抑制をコントロールし、体内の免疫機能のバランスを保つ働きを持つ物質の総称。インターロイキン（IL）、ケモカイン、インターフェロン、細胞増殖因子、腫瘍壊死因子などの種類があり、体内に800種類以上が存在すると言われている。ウイルスなどに対する過剰反応を引き金に免疫細胞が暴走し、次々にサイトカインが分泌され、全身に炎症が及んでさまざまな臓器に致命的な障害を負う現象を「サイトカインストーム」と呼ぶ。

＊
11

ADE（抗体依存性増強）……ウイルス感染やワクチンによって体内にできた抗体が、感染や症状をむしろ促進してしまう現象。同じコロナウイルスの仲間によって引き起こされたSARS（重症急性呼吸器症候群）やMERS（中東呼吸器症候群）のワクチンは、このADEの発生がネックとなって開発が断念された。また、熱帯地方で流行するデング熱のワクチンも、接種した子どものほうが重症化率が高くなるおそれのあることがわかり、これを導入したフィリピン政府が2017年に接種を中止した。ADEは中和作用をもたない抗体が、むしろ感染を助ける方向に働くことで起こると考えられている。

国も不活化ワクチンをつくっていましたよね。コストはかかるのですが、高度な技術はいりません。今回のコロナウイルスは通常よく使われるアフリカミドリザルの腎臓由来の株化細胞（株化細胞とは永遠に増え続ける細胞のこと）であるVero（ベロ）細胞や、他の細胞でも増えることがわかっています。かなりの量を増やせるので、既存の製造ラインを転用すれば簡単にできるでしょう。細胞を使う場合は、mRNAワクチンよりコストがかかるかもしれませんが。

ところで、人工合成のmRNAワクチンは一度に大量につくることができるため、低コストでできると思うのですが、なぜ高価なのですかね。儲けすぎなのではないかと思います。

あと、中国の不活化ワクチンは絶対に失敗すると思っていたんです。そんなことはないと言う人もいましたが、私は効果はほとんど期待できないと思っていました。アジュバント（ワクチンに添加される免疫賦活剤）を変えれば、細胞性免疫も多少は誘導されますが、やっぱり不活化ワクチンは抗体を誘導する傾向が強い。それによってADEが起こり、逆効果になるおそれもある。それを知っていたから、ファイザーやアストラゼネカは、mRNAワクチンやアデノウイルスベ

クターワクチンにしたのではないでしょうか。

鳥集　mRNAワクチンは抗体だけでなく、細胞性免疫も誘導するとされていますよね。

宮沢　細胞性免疫も誘導するということで、今回、mRNAワクチンを選択したと思うんです。彼らもやはり、細胞性免疫が重要ということを知っていたはずで

*12
不活化ワクチン……細菌やウイルスを処理して増殖性を失わせ、免疫反応を誘導できる成分を取り出してつくられたワクチン。増殖する能力がないので、長期にわたって免疫反応を維持する目的で、複数回接種されることが多い。ジフテリア、破傷風、インフルエンザなどで不活化ワクチンが使用されている。

*13
アデノウイルスベクターワクチン……増殖性を失わせたアデノウイルスを遺伝子の運び屋（ベクター）として利用したワクチンのこと。新型コロナウイルスワクチンでは、アデノウイルスのDNAの一部にスパイクタンパクの設計図（遺伝子）を組み込んだものが使われている。これを接種すると、感染した場合と同様にウイルスが接種者の細胞に侵入し、DNAが細胞内に送り込まれる。そして、その設計図をもとにスパイクタンパクが生み出される。アストラゼネカ製のワクチンに採用されている。

す。それから抗体がいまいち効かないことも、初期の頃にわかっていたはずです。

実は、私たちが動物用のワクチンを開発するときには、抗体が効いているのか、それとも細胞性免疫が効いているのかを、受身免疫という方法で確認するんです。ワクチンを打っていない動物に抗体だけを投与したり、あるいは免疫細胞を投与したりして調べることができます。とくにマウスでは遺伝的条件を揃えられるので実験しやすいのです。しかし、ヒトでは細胞性免疫が効いているかどうかを調べるのは、コストも時間もかかります。だから、ワクチンの効果を示すのに「抗体が上がっている」という話をするのだと思います。しかし、抗体があまり意味がないとしたら、この抗体で評価すること自体おかしいということになります。

「抗体」の罠

鳥集 いずれにせよ、ワクチンで抗体を上げることばかり考えても、うまくいかないということですよね。

宮沢 そうです。ADEはウイルスを中和しない抗体が悪さをしてしまうことで起こります。獣医ウイルス学の領域では、ネコのコロナに対するワクチンを開発するときにもADEをどう回避するかということが大きな問題で、いまだに安全

鳥集　mRNAワクチンを推進する人たちは、とにかく「抗体を上げる」ということばかり言いますよね。これはあえて細胞性免疫のことを無視して言わないよ

で有効なコロナワクチンができません。

鳥集　mRNAワクチンでスパイクタンパクが産生され、それに対する抗体ができたとしても、中和抗体だけができるとは限らないということですね。

宮沢　そうです。mRNAワクチンでスパイクタンパクが産生され、それに対する抗体ができりませんでした。ワクチン接種者のなかには、もしかすると中和抗体のおかげで感染や重症化を防げた人がいたかもしれない。しかし、ワクチン接種者の多くは抗体で助かったのではなく、細胞性免疫や自然免疫でコロナウイルスを防いだのではないかと思うのです。

＊14　中和抗体……ウイルスや細菌の増殖性や病原性を失わせる作用のある抗体のこと。新型コロナウイルスの場合、ウイルスのスパイクタンパクに中和抗体が結合すると、ACE2受容体に接着できなくなり、細胞への感染ができなくなる。ただし、ワクチン接種によって中和抗体ばかりができるわけではなく、かえって感染や重症化を促進するADE抗体も同時にできるおそれがあると指摘されている。

宮沢 私は細胞性免疫の誘導だけを考えるなら、2回のワクチンで十分ではないですかと言ってきました。ウイルスに感染すると、感染細胞を認識してやっつける細胞傷害性T細胞ができます。一度感染すれば、ウイルスがいなくなると、特異的細胞傷害性T細胞の数は減り、分裂をやめて少し小さくなってリンパ節などに潜みます。これをメモリーT細胞と呼びます。そして、次に感染したときにはすぐに爆発的に増殖して、感染細胞をやっつける細胞に変わります。なので、よほどのことがない限り2回のワクチン接種で十分なはずです。いったん減っても、感染すればすぐに戻るので対抗できるわけです。ワクチン推進派は抗体が下がることを問題にしていますが、抗体なんて下がっていいわけです。だけどそう言わないのは、言うと国民がワクチンを打ってくれなくなるからかもしれません。

鳥集 細胞性免疫をきちんと誘導できているのならば、本来は抗体が下がることを気にしなくてもいいはずですよね。

宮沢 そうです。さらに抗体を上げるとADEも起こりかねないので、私たちはすごく怖かった。ネコの伝染性腹膜炎ウイルスは、抗体と結びつくとマクロファー

ジに感染しやすくなるんです。ところが不思議なことに、新型コロナウイルスは

マクロファージに感染してもあまり増殖できないようなのです。同じコロナウイ

ルスで系統も近いSARSコロナウイルスやMERSコロナウイルスはマクロフ

ァージに感染してADEが起こったのに。そのせいか、新型コロナウイルスでは

今のところADEがそんなに問題になっていない。

　もし一部の人で新型コロナウイルスが変異して、ワクチンによって産生された

抗体によってマクロファージに感染し、ADEを起こすタイプに変われば、その

人にとっては逆効果になってしまう。ひとたびそのような変化が起こったらとん

でもないことになります。だから抗体を上げるのは博打だから、やめたほうがい

いと言ってきた。

鳥集　ところが、ワクチン推進派は抗体を上げることに固執していますよね。

宮沢　そこに悪意を感じるんです。

＊
15

　マクロファージ……自然免疫を担う白血球の一種で、体内に侵入した大きな異物（細菌など）を食べる貪食能力に優れている。食べた異物の一部を抗原として提示することで、免疫の司令塔であるヘルパーT細胞を活性化させ、液性免疫（抗体の免疫）や細胞性免疫を誘発する。

ゼロコロナは幻想

鳥集 現実として多くの人が2回以上接種したにもかかわらず、ブレークスルー感染とクラスターが相次いで発生しました。そもそも当初から期待されていた集団免疫も獲得できなかったわけじゃないですか。

宮沢 そうですね。

鳥集 ですから、ワクチン接種によって集団免疫が得られるかのような期待を振りまいた政治家と専門家は、まず謝罪するべきだと思うんです。

宮沢 そうです。実際、ワクチンの効果はもたなかった。イスラエルも一瞬うまくいったように見えましたが、コロナウイルスをゼロにすることはできなかった。そもそも、コロナウイルスをゼロにすることなんて、できっこないんです。なぜかと言うと、持続感染している人がいるからです。新型コロナでも、鼻咽頭や唾液のPCR検査で陰性になっていても、約3・8％の人は新型コロナ感染診断後7カ月でも便中にRNAが検出された、つまりウイルスが腸内で持続感染していることが報告されています [Natarajan. A. et al. (2022). Gastrointestinal symptoms and fecal shedding of SARS-CoV-2 RNA suggest prolonged gastrointestinal infection. *Med* 3: 371-387. doi: 10.1016/j.medj.2022.04.001]。そういう人が一定の

割合でいるので、この世から消せないんです。

感染してもパーンと消すような強力な免疫を誘導するワクチンなら、おそらく消えると思います。しかし、コロナワクチンはそんな強力な免疫は誘導しませんし、持続感染する人が出てくる以上、この世から消せないんです。

鳥集　ゼロコロナなど幻想ということですね。

宮沢　たとえばヒトコロナウイルス（HCoV）229Eというコロナウイルスがあります。1966年に見つかった風邪を引き起こすウイルスで、もうほとんどの人が感染しています。でも、毎年毎年流行し、50年間ずっと繰り返し現れている。もうこの世から消すことはできないんです。

鳥集　2021年5月、東京都医師会の尾﨑治夫会長は記者会見で、「東京オリンピックを開催するためには、都内の一日の新規感染者数を100人以下にする必要がある」と言っていたんです。ゼロコロナに近い発想があったと思うんですが、そもそもそれを目標にすること自体が、ウイルスに対しての知識がなさすぎるということになりますよね。

宮沢　もし、ものすごい行動制限をしてうまくいったとしても、制限が解除されれば感染者数は上がっていきますから、なんの解決にもならないです。鎖国して

ゼロコロナを達成したとしても、最後はどうするんだろうとずっと思っていました。みんな、「台湾や中国はコロナを抑え込んでるんですごい」と言っていましたが、最終的な出口はどこにコンセンサスを置いているんだろうと。

鳥集 もしコロナを封じ込めることができたとしても、国を開ければウイルスが入ってくるわけですから、ずっと鎖国状態を続けていくしかない。

宮沢 とりあえず国を2〜3年閉めて、開くという考えもあるし、ワクチンで逃げるという手もあるんですが。前者はあったとしても、後者はできないだろうと。しかし、多くの野党議員が「台湾はすごい」と言ったわけです。いやいや、出口戦略はどうするのと私は思っていたんですが、今（2022年5月）、現実に上海がどうなっていますか。あれを見ると、中国がどういう出口戦略を持っているのか、わからないです。

鳥集 中国は感染した人たちを捕まえて、閉じ込めるということをずっとやっていますね。ニュースを見ると、閉じ込められたストレスで泣き叫んでいる人もいました（上海では2022年6月1日からロックダウン政策を実質的に解除した）。

リスクが高い急性感染症を起こすウイルスはまず大流行しない

宮沢　世界中で新型コロナウイルスは蔓延しているわけですから消すことなどできない。もしかしたら、だんだん消えていくかもしれないですよ。しかし、当面消えないでしょう。実は、消せないことは2020年3月には予測できました。ダイヤモンド・プリンセス号や武漢から帰ってきた人の陽性率、発症率を調べたら予想以上に低くて、「あ、これは消すのは無理だ」と、すぐにわかったんです。

ウイルスには、消せるウイルスと消せないウイルスがあるんです。たとえば、感染して2日で発症して、死亡率が高いものの、治ると完全に体から消えるウイルスだったら消せる可能性はある。でも、今まで人類が撲滅することができたウイルスは天然痘ウイルスと牛疫ウイルス（ウシのウイルスの一種。ヒトの麻疹ウイルスと近縁）だけです。しかし、いくら頑張ってもコロナウイルスを消すことは不可能に近い。コロナウイルスは発症率が低いし持続感染してしまうから、もう消すのは無理です。だから、ドーンと受け止めるしかないんです。

鳥集　不幸中の幸いで、当初に思われたほどリスクの高いウイルスではないことが早い段階でわかりましたよね。

宮沢　何度も言っているんですが、急性でリスクがすごく高いウイルス、つまり

急性の病原性が高いウイルスは流行らないんですよ。感染できず消滅してしまうから。

鳥集 宿主（ウイルスが感染する対象）が死んでしまうと、ウイルス自身も他に感染できず消滅してしまうから。

宮沢 病原性の高いウイルスでも、家畜であるニワトリやブタだと流行ってしまうときがあるんです。たとえば鶏舎に高病原性鳥インフルエンザがカラスや他の野鳥から入る。そうするとバーッと流行してしまう。それは密飼いしているからなんです。でも、人間の場合はそういうことは起こらない。エボラ出血熱だって、たしかに人を殺しますが、エボラが先進国でパンデミックになるとは私には思えない。致死率が非常に高いから。それに、エボラには実は低病原性のものもあるんです。

鳥集 そうなんですか。

宮沢 アジア型のレストンエボラウイルスというのがあって、感染するとヒト以外の霊長類（サル）は発症しますが、ヒトには病原性を示さない。今、エボラはアフリカで発症率も致死率も高いですが、おそらくだんだん馴染んでいくと思います。そして広がるとしたら、病原性はなくなって広がるんだろうと思います。つまり、アジア型のようになっていく。

アフリカ型のエボラ出血熱はコウモリなどの野生生物から来たのではないかと言われていますが、人間とは相性が悪いまま、出てきては消え、消えては出るを繰り返している。しかし、もしかしたら、いずれ人間に馴染んで定着していくかもしれません。

重症化予防効果はあるのか、ないのか

鳥集　新型コロナワクチンに話を戻したいのですが、感染予防効果が乏しく、効果も長続きしないことはもはや明白です。そうなると、ワクチン接種を推進したい研究者や医師たちが何を言い出すかというと、インフルエンザワクチンもそうなんですが、「重症化予防効果はある」と強調するんです。でも、本当に重症化予防効果があるのかどうか。宮沢先生はどう思いますか。

宮沢　重症化予防のメカニズムは、私もよくわかっていないんですよ。

鳥集　原理的には、血中の抗体価や細胞性免疫の活動を高めることによって、全身にウイルスが回ることを防ぐというような考え方になるのでしょうか。

宮沢　重症化予防になるかどうかは一概には言えないと思います。ワクチンを打って細胞性免疫の活動を上げれば感染細胞を殺すことができるので、広がらなく

することができるから重症化予防になるでしょう。しかしその一方で、前に言ったように抗体が悪さをする可能性もあるので、差し引きがわからないんです。私がずっと言ってきたのは、たしかに感染予防効果、重症化予防効果は理論的に考えてあるでしょう。しかし、その半面、逆も真なりだよと。どっちが多いのか。それがわからないのです。

鳥集 つまり、抗体を上げるといっても、首尾よく中和抗体ばかりができるわけではなく、ADE（感染増強）抗体もできる可能性があるということですね。

宮沢 そうです。ADE抗体が多ければ細胞へ感染しやすくなるし、病態も増悪させてしまう。一方、細胞性免疫が多いといいと私も思いますが、考えようによっては細胞性免疫だって悪く働く可能性がある。なぜかというと、たとえばウイルスが肺に到達して、そこで感染細胞が一気に増えたとしたら、細胞性免疫が肺の細胞を一気に攻撃する。そうすると炎症が広がって、肺が広範囲に傷害を受けてしまう。そういう可能性もあるんです。ですから、細胞性免疫だって絶対善ではないんです。

接種後に日本の総死者数はなぜ増加?

鳥集　そのような基礎医学的な視点も重要ですが、現実に起こっていることも見る必要があると私は思います。

実は、ワクチン接種が行われた2021年は前年（2020年）に比べ、日本の総死者が約6万7054人も増加、1年間で約144万人という過去最高の死者数でした。2022年も、高齢者の3回目接種がピークを迎えた2月に前年比1万9490人増（16・4％）、同じく3月は約1万5992人増（12・9％）と、死者が大幅に増えた事実があります（人口動態統計速報値）。

コロナワクチンを肯定したい人たちは「いや、これはワクチン接種と死者数に相関があるように見えているだけで、ワクチン接種と死亡者の増加に因果関係はないんだ」と反論します。なかには、「たくさんの人がコロナに感染したから死者が増えたのだ」と主張している人もいます。しかし、因果関係があるかどうかはいったん置くとしても、ワクチンに重症化予防効果があって、コロナで亡くなる人を減らしているのだとしたら、むしろ死ぬ人が減らないとおかしいはずですよね。

宮沢　そうなんですよね。

鳥集 百歩譲って、ワクチンのおかげでコロナの死者を3万人減らせたと仮定したとしても、ならば、何もしなければ2021年は前年比で10万人（約7万人＋3万人）も死者が増えていたんですか？ ということになる。同年のコロナ感染死数は、公式の統計でも1万5000人ほどしかいません。7万人もの死者数増加をコロナ感染死だけで説明できるでしょうか。もちろん、死者増加の要因としてコロナによる医療ひっ迫や高齢化進展といった影響も考えられるでしょう。しかし、いずれにせよ、ワクチン接種を推進したのに死ぬ人が増えたのは事実で、ワクチンによって日本人は幸せになったとは、到底言えないと思うんです。

宮沢 それは言えると思います。一部の人が言うには、超過死亡[*16]が出ているのは大阪などのコロナが流行っているところだと。なので、もっとコロナで死んでいるんだろうと言うんです。

鳥集 『ランセット』[*17]にも、実は日本のコロナ死者は10万人以上と推計されるとの論文が載ったみたいですね。

コロナ死者数の不都合な真実

宮沢 しかし、私にはそう見えないんですよ。オミクロン株では重症化率がもの

すごく下がっている。なのに、なぜコロナの死者が増えるのか。それどころか、他の要因で亡くなった人も、コロナ陽性の人はコロナ感染死と計上されていますよね。

鳥集　そうです。がんや心臓病、脳卒中など他の基礎疾患で亡くなった人や、交通事故で亡くなった人ですらPCR陽性という理由でコロナ感染死に計上されている事実があります。[*18]

宮沢　コロナが流行っているところでは、コロナ患者の診療にスペースや人的資

＊16　超過死亡……例年の統計から予測した数字より死者数が増えること。インフルエンザなど感染症が流行すると超過死亡が出るとされる。

＊17　『ランセット』……『The Lancet』。1823年にイギリスで創刊された医学雑誌。『The New England Journal of Medicine』『JAMA (The Journal of the American Medical Association)』『BMJ (The British Medical Journal)』『Annals of Internal Medicine』と並ぶ世界五大医学雑誌の一つ。2022年5月10日、日本におけるコロナの死者数が10万人超の可能性があると推計した論文が掲載された。『Estimating excess mortality due to the COVID-19 pandemic: a systematic analysis of COVID-19-related mortality, 2020–21』

源が割かれて、医療が全体的にうまく回らなかったんだと言っている人もいます。それは確かにあるかもしれませんが、少なくとも、コロナの感染が直接的な原因となって死者が増えたというのは、無理があると思います。

鳥集 尼崎の長尾和宏先生（元長尾クリニック院長）や宝塚の児玉慎一郎先生（こだま病院理事長）のように、コロナ陽性の患者さんを外来や在宅でたくさん診ている医師に話を聞くと、早期に治療をすればほとんどが重症化を免れるし、実際に亡くなった人もほとんどいないといいます。重症化したり死亡したりしたのは、糖尿病や肥満など、もともと重症化リスクがあるのに入院先が見つからず、自宅待機で放置されてしまったような人たちだと。それ以外の人たちは、ほとんどが軽症で治っている。そのような実態があるなかで、実はコロナで亡くなっている人がもっといると言われても、にわかには信じられないですよね。

宮沢 どんな話をしても水掛け論になっちゃうんです。

鳥集 結局、死者数の増加をワクチンのせいにしたくない人は、いくらでも都合のいい統計データを持ってきて、ワクチンとの関係を否定しようとする。そもそも、厳密にワクチン接種と死者数の増加に因果関係があるかどうかを調べるには、コロナ死亡率や総死亡率（あらゆる要因接種者と非接種者を一定期間追跡して、

宮沢　そうですね。ワクチンの効果は、あったとしても限定的だったということです。

によるすべての死亡率）を比較する「前向き」の調査、とくに偏りのないデータを出すにはランダム化比較試験（RCT）を行わなければ、永遠にわかりません。

しかし、少なくとも日本国内では、RCTは行われていません。

いずれにせよ、因果関係を問うことはできないとしても、結果としておよそ8割の国民がワクチンを2回打っても、日本人の死者数は減らず、むしろ増えてしまったという事実がある。そのことは確認しておかなくてはならないと思います。

＊18　がんや心臓病、脳卒中など他の基礎疾患で亡くなった人や、交通事故で亡くなった人ですらPCR陽性という理由でコロナ感染死に計上されている事実……第6波でコロナ感染死として自治体が公表した人の3割前後が、コロナが直接の死因ではないことが読売新聞の調査で判明した。これは厚生労働省が「直接の死因にはこだわらず、感染者が亡くなれば『コロナ死者』として計上してほしい」と自治体に求めている結果だと言われている。（「第6波の「コロナ死者」、3割の死因がコロナ以外…高齢者の持病悪化や老衰目立つ」〈読売新聞2022年3月15日付〉

鳥集 政府や専門家だけではありません。ゼロコロナを目指した野党、それからマスコミにも重大な責任がある。コロナなんかより、がん、心臓病、脳卒中、肺炎などで死ぬ人のほうが圧倒的に多い。にもかかわらず、それを忘れてコロナ対策ばかりを強く推し進めた。その結果が、日本人の死者数の増加なのだと私は思っています。

宮沢 超過死亡については、実は他国が先行していたんですよ。3回目、4回目の接種にまで突き進んだイスラエルの超過死亡がひどいことになっていました。ワクチンが成功してコロナを抑えたように見えましたが、実はたくさんの人が亡くなっていた。それにイギリス、とくにスコットランドも心疾患や脳血管疾患の死亡者がすごく増えた。イギリスで主流だったワクチンはアストラゼネカ製で、アデノウイルスをベクターに使用したものです。このワクチンは、スパイクタンパクが血管を傷つけて血栓ができやすくなるといわれていますよね。だから、ワクチンによって心筋梗塞や脳卒中が増えたとしても、まったく不思議ではありません。

mRNAワクチンでなぜ人体に害が起こり得るのか

鳥集　この話の流れで、なぜ新型コロナワクチンで害が起こり得るのかという
テーマに移りたいと思います。

ファイザーやモデルナのmRNAワクチンは、新型コロナウイルスの表面のト
ゲトゲの部分であるスパイクタンパクの設計図（遺伝子を載せたmRNA）を脂
質で包んだ「脂質ナノ粒子（LNP）」が主成分です。それを注射で体内に送り込
むと、その人の細胞がLNPを取り込む。そして、mRNAがリボソームという
細胞小器官に送られて、そこで設計図をもとにスパイクタンパクがつくられる。そ
のスパイクタンパクを異物と認識した免疫細胞が抗体をつくり、細胞性免疫が活
性化される。それがこのワクチンの仕組みです。アストラゼネカのワクチンは、L
NPの代わりにアデノウイルスをベクター（運び屋）として使い、アデノウイル
スのDNAにスパイクタンパクの設計図を組み込んでいます。

いずれにせよ、コロナワクチンを接種すると体内で大量のスパイクタンパクが
できるわけですが、そのスパイクタンパクが血管内皮細胞を傷害し、それが原因
で血栓ができるといわれています。スパイクタンパクが原因だとすると、ファイ
ザーであろうと、モデルナであろうと、アストラゼネカであろうと、血管を傷つ

けて血栓ができるリスクが共通してあり得ると言えますよね。

宮沢 血栓はアストラゼネカだけが問題なんだと言う人もいますが、では、なぜファイザーやモデルナでは起こらないと言えるのか、聞いてみたいです。

鳥集 それからもう一つ、スパイクタンパクをつくって出している自分の細胞を、ウイルスに感染した細胞と勘違いして、細胞性免疫が攻撃してしまうのではないかということも宮沢先生はよく指摘していますよね。

宮沢 それを最初から一番危惧しています。もしワクチンを接種する前にコロナウイルスに感染していたとしたら、それに対する記憶を免疫細胞がすでにもっていることになります。ですから、ワクチンを接種して細胞がスパイクタンパクをつくり出したら、その細胞が細胞傷害性T細胞の攻撃対象になるのは容易に考えられることとなのです。ですから、ワクチンを接種するなら新型コロナウイルスのスパイクタンパクに対する細胞性免疫がないことを確かめたほうがいいですよと言ってきたんです。ただし、スパイクタンパクのどの部分が細胞性免疫のターゲットになっているかを見つけ、それを検出する方法も確立しなくてはなりません。その方法を確立して臨床検査キットまでもっていくには数年かかると思います。しかも、細胞性免疫のターゲットも変異によって変わってしまう可能性がありま

す。仮にその方法が確立されたとしても、検査するのに数万円はかかるのではないでしょうか。

でも、私はそのぐらいいやらないと安全性は担保できないと思ったんです。「ワクチンを接種したら自分が攻撃されてしまう可能性があるんですよ」、そう指摘したら、ワクチン推進側の人たちが、「LNPは全身には流れないから大丈夫だ」と反論してきた。すべてリンパ節でトラップ（捕捉）されて、樹状細胞に食べられてしまうと言うんです。

鳥集　ファイザー社が日本のPMDA（医薬品医療機器総合機構。厚労省の管轄組織で医薬品の承認審査を行っている）に提出した資料によると、ワクチンを接種したラットの肝臓、脾臓、卵巣、副腎からLNPが検出されています。人間でも血流に乗って全身をめぐる可能性は否定できません。

LNPがどう代謝されていくのかわかっていない

宮沢　そうなんです。普通に考えたら、どんな粒子だって血中に流れるはずです。私たちがネコちゃんを麻酔するときだって、麻酔薬を筋肉注射したらすぐに効いて眠ってくれますから。LNPは脂質でできているから血液中に入りにくいとは

いえ、漏れは相当あるはずです。実際にファイザーがPMDAに出した資料を見ると、投与後48時間までのデータしかなくて、放射線ラベルされ細胞に取り込まれたLNPの濃度が上がってくる途中でデータ採取が終わっています。このワクチンは……ワクチンと言っても遺伝子治療薬と言ってもよいものです。血中に入ったときにどの細胞に入っていくのか、LNPの構成成分は細胞に残存するのかなど、まだよくわかっていないことが多い。

ですから、私が行政機関の人間だったら、どれくらいで消えていくのか、どこに蓄積されるのか、体内動態を製薬会社に問い質すと思います。普通の薬剤では当たり前にやっていることです。血中の半減期がどれくらいか、どの臓器に蓄積しやすいのか調べるはずですよ。でも、今回は十分に調べていない。

鳥集　中途半端なまま終わっていますよね。

宮沢　さらに私がすごく不満なのは、妊婦に打つんだったらLNPが胎盤に移行するかどうかも調べたくなる。でも、それもデータがないんです。ですから、mRNAワクチンを打っても胎児に影響がないのかどうか、よくわからない。移行したとしても微量でしょうと言うのだと思いますが、血中にLNPが回れば胎盤には確実に取り込まれると思います。

さらに、注射をするときに、針が血管に刺さっていないかどうかを確かめる逆血確認もほとんどされていない。注射液を直接血管内に送り込んでしまうと、血液中にLNPが大量に送り込まれて、心臓を含めたさまざまな臓器に取り込まれる危険性がある。

鳥集　どちらもトスターダというアカウント名のお医者さんが、ツイッターで警鐘を鳴らしていましたね。胎盤移行性がないことが確認できるまで、妊婦へのmRNAワクチンの接種は中止すべきだと。また、逆血確認をしていないことが心筋炎のリスクを高めているとも指摘していました。

宮沢　人によってはLNPが血中にどっと入ってしまった人もいるのではないでしょうか。それが強い副反応を起こしている可能性もある。そのデータがないかどうか、私なりにPubMed（米国国立医学図書館が運営する医学論文検索サイト）などで調べたのですが、どうしても見つからないんです。mRNAワクチンのもとになる技術自体は、1980年代から研究が行われていました。しかし、人間の細胞にどうやってmRNAを送り込むかという研究は熱心にやっていても、安全性についてはほとんど調べられていないんです。基礎的な安全性を確かめる方法すら、まだわかっていない。化学的に修飾されたmRNAの安全性を確認す

るのに、私だったら20年は欲しいです。

コロナ後遺症とワクチン後遺症の症状が似ている理由

鳥集 このワクチンの典型的なリスクの一つとして心筋炎があります。関連性を否定できないので、厚労省も2021年12月に心筋炎を「重大な副反応」と位置づけ、添付文書に記載することになりました。宮沢先生は、心筋炎が起こるメカニズムをどう考えていますか。やはり、細胞性免疫によって攻撃されることが、一番大きいのでしょうか。

宮沢 他のところでつくられたスパイクタンパクが心臓に沈着したら、免疫細胞や抗体と補体（免疫反応を媒介するタンパク質の総称）から攻撃を受けると思います。それだけでなく、LNPが心臓の細胞に取り込まれ、スパイクタンパクがつくり出されてきたら、当然、細胞性免疫によって攻撃されるでしょうね。

心筋炎はコロナ感染後にも起こっていますよね。なぜ起こるかというと、コロナウイルスのスパイクタンパクが原因だと言うのです。だとしたら、ワクチンでも同じことが起こって不思議ではありません。なぜなら、ワクチンによってスパイクタンパクをたくさんつくるんですから。

鳥集　コロナ後遺症も診ている医師に取材したことがあるのですが、コロナ後遺症とワクチン後遺症の症状は、非常に似ていることから、そうしたことからその医師も、「どちらもスパイクタンパクが原因で起こるのではないかと考えるようになった」と話していました。

宮沢　それはそうでしょう。コロナのスパイクタンパクとワクチン接種によって細胞がつくり出すスパイクタンパクは、ほとんど同じはずですよね。人体に有害な部分を取り除いてつくっているのならいいのですが、そのような工夫がされているとは聞いていません。コロナの重症化には血栓が関係しているといわれていますが、それを起こしているのがスパイクタンパクだとしたら、ワクチンで同じことが起こるのは当然です。もしコロナの後遺症がスパイクタンパクが原因だったとしたら、それを人為的に大量につくるワクチンを打てますか?

鳥集　打てないですよね。ワクチン後遺症患者のなかには、呼吸困難感を訴える人がかなりいます。どうしてそのようなことが起こるのか医師に聞いてみると、微小血栓が肺の血管にできて、末梢循環不全が起こっているのではないかと推測していました。そのために肺でのガス交換がうまくいかず、酸素が十分に取り込めなくなっているのではないかと。だから、空気が吸えていないと感じる。

宮沢 そういうことはあり得ると思います。こうした後遺症は、コロナ後よりむしろ、ワクチン接種後のほうが多いのではないかと私は思っています。とくにコロナリスクの低い若者は、ワクチン後遺症のほうがリスクが高いのではないでしょうか。それに、mRNA由来のスパイクタンパクが残存して4カ月以上体内を循環しているという論文も出ています。これは尋常じゃないですよ [Bansal S, *et al.* (2021). Cutting edge: Circulating exosomes with COVID spike protein are induced by BNT162b2 (Pfizer-BioNTech) vaccination prior to development of anti bodies: a novel mechanism for immune activation by mRNA vaccines. *J Immunol.* 207: 2405-2410. doi: 10.4049/jimmunol.2100637.]。

鳥集 自然感染だったら免疫でとっくに排除されているかもしれないものが、血中にずっと流れている。

宮沢 大した量じゃないのかもしれないけど、4カ月も残存しているというのは想定外で、私は驚愕でした。

鳥集 mRNAを取り込んだ細胞がスパイクタンパクをつくり続けているのか、それともワクチンでつくられたスパイクタンパクが分解排出されずにずっと残り続けているのか、どちらだと思いますか。

宮沢 スパイクタンパクといえども通常は分解されてしまうと思うので、体内のどこかでつくり続けている可能性のほうが高いと思います。

mRNAは体内でも短時間で分解されるのか?

鳥集 厚労省のホームページ「新型コロナワクチンQ&A」のなかでは、「ワクチンのmRNAは短時間で分解されて、残存しない」と説明されています。しかし、実際にはそうではないケースもあったということですね。

宮沢 試験管内の実験データではmRNAはすぐに分解されたんでしょう。でも、試験管内の結果がすべてじゃないんです。試験管内ではこうなったけど、実際にヒトに投与してみると理想どおりにならなかった、予想外のことが起こったということは、いくらでもあります。試験管内では数時間内にmRNAが分解されたとしても、ヒトの体内で本当にそんな短時間で分解されるかどうかは、簡単にはわからないのです。

鳥集 そもそもですが、ファイザーやモデルナのワクチンのmRNAは、遺伝子の一部をシュードウリジン*[19]化しています。通常、体内に自分のものとは異なるmRNAが入ってくると、免疫が即座に異物とみなして分解してしまう。しかし、一

部をシュードウリジン化することによって、mRNAが分解されないことを開発者たちは発見した。だからmRNAが分解されにくいことは確かなのですが、しかし、それでも数時間後には分解されるから、心配しなくていいとワクチン推進側は説明していたわけです。

宮沢 私もそう思っていました。しかし、さきほど言及した「mRNA由来のスパイクタンパクが4カ月以上体内を循環している」という論文を見ると、そうではなかったかもしれないということです。もしかしたら、ワクチンを接種した人がコロナに感染して、それによってずっとコロナのスパイクタンパクが出ていた可能性もありますが。

鳥集 もし、ワクチンのmRNAがなかなか分解されず、繰り返しスパイクタンパクをつくり続けているのだとしたら、DNAに逆転写されているおそれもあるということでしょうか。

宮沢 DNAに逆転写されてスパイクタンパクがずっとつくり続けられている可能性もゼロではないですが、試験管内ではスパイクタンパクの遺伝子の全長が逆転写された形跡はないんです。DNAに組み込まれたということも証明されていない。なので、その可能性は低いと思います。

鳥集　mRNAワクチンで逆転写が起こったという論文があるようですが。

宮沢　たしかに、実験系の中で逆転写が起こったという論文を、私は2報読みました。ただ、スパイクタンパクの遺伝子の「部分的配列」がDNAに組み込まれることはあり得ますが、全長が組み込まれてスパイクタンパクがずっと出しっ放しになるということは、まずないでしょう。全長が組み込まれる確率は、きわめて低いと思います。

逆転写によるがん化のリスク

鳥集　だとすると、シュードウリジン化されたmRNAが分解されにくく、それが何度も働いてスパイクタンパクをつくっている可能性が高いということですか。

*19　シュードウリジン化……シュードとは「偽の」という意味。mRNAは4つの核酸化合物によって構成されている。mRNAワクチンでは、その核酸化合物の一つであるウリジンが、修飾核酸（1メチルシュードウリジン）に置き換えられている。それによって、通常は体内に入れるとすぐに免疫によって破壊されるはずのmRNAが免疫を回避できるようになり、十分なスパイクタンパクをつくれるようになったとされている。

宮沢 その可能性もあるんじゃないかと思うんです。話が少し戻るんですが、DNAを使った遺伝子治療がなぜなかなか認められなかったかというと、実は外からDNAが入ってくると、その細胞の核内のゲノムDNAに組み込まれることがあるからなんです。レトロウイルスは高頻度で組み込まれますが、レトロウイルス以外でもごくまれに偶発的に組み込まれてしまうことがあります。その場合、がん抑制遺伝子内に組み込まれると、細胞ががん化してしまうかもしれない。がんはがん遺伝子配列の前（上流の遺伝子制御配列）にがん遺伝子配列の転写を促進する配列が組み込まれても起きますが、がんを抑制する遺伝子配列に外来DNAが入り込むと、がん抑制遺伝子そのものを破壊してしまうことになります。その場合、その細胞ががんになったり、なりやすくなったりします。だからDNAを使った遺伝子治療の認可は慎重にならざるを得ないのです。

だとすると、mRNAワクチンも逆転写が起こり得るということは、DNAに組み込まれるとがんのリスクがあり得ると疑わなければいけないんです。逆転写が認められたといっても、試験管の中では組み込みが確認できていないのであれば、がんなんか起こり得ないという反論もできると思います。でも、試験管の実験で使う細胞は、だいたい10の7乗個（1000万個）が限界です。要は1mℓで、

最大100万個ぐらいの細胞しか用意できないんです。それを10㎖、100㎖使っても、1000万個から1億個くらいにしかならない。

鳥集　でも、人間の細胞は最近の研究だと37兆個ほどと推計されているようです。1億個でも37万分の1にすぎません。

宮沢　そうです。ですから体のどこかでワクチンのmRNAが細胞のDNAに組み込まれて、1個の細胞ががん化する可能性を完全には否定できないのです。がん化したとしても、1個くらいなら免疫によって排除されて大丈夫だと思いますが、それが生き残って増殖し、10年後にがんを発症しないとも限らない。もし10年、20年後にがんが増えて、患者のがん細胞にスパイクタンパクのDNAが組み込まれていたら、ワクチンが関与しているのは間違いないということになります。その真偽は、今すぐにはわからない。がんはすぐには大きくなりません。最初の1個の細胞ががん化してから、がんが病気として認識されるまで、10年、20年かかります。答えが出るのは数十年先です。

鳥集　接種者は非接種者に比べて1・4倍「帯状疱疹」になりやすい

それとはまた違うメカニズムかもしれませんが、このワクチンを懐疑的に

見ている臨床医の人たちに聞くと、実はワクチン接種を受けてから急にがんになったとか、寛解していたがんが急に増悪した、いきなり全身転移で見つかったといった患者が増えていると言うのです。mRNAワクチンを接種すると一時的に免疫が抑制されると言われています。それが原因なのでしょうか。

宮沢　たしかに、自然免疫がおかしくなるという報告もあるんですよ。大したことはないのかもしれませんが。

鳥集　でも、イスラエルの医療保険システムのデータを使って、ワクチンの接種者と非接種者それぞれ約88万4000人を比較した研究によると、接種者は非接種者に比べて1・4倍帯状疱疹になりやすいというデータが出ています。

宮沢　一時的な免疫抑制が起こっていると思います。かなりの免疫抑制が起こらないと帯状疱疹は発症しないと考えられますので、相当落ちる人がいるんでしょうね。

鳥集　私も知らなかったのですが、帯状疱疹になった人は数年後にがんのリスクが高まることが知られているそうです。帯状疱疹になった人は、NK活性が落ちるという話も宮沢　パーソナルコミュニケーションなのですが、NK活性が落ちるという話も内々に聞いています。これから多くの人が検証するのでしょうけれども、仮にそ

うだとしたら大事です。NK細胞は、体内でがん細胞が発生していないか監視して、それを見つけたらすぐ殺す役割をしているといわれています。NK活性が一定期間下がれば、その監視の目をすり抜けるがん細胞も当然出てくる可能性があります。

鳥集　mRNAワクチンは細胞傷害性T細胞の働きを抑制する制御性T細胞（Treg）の働きを活性化するとも言われています。実際、mRNAワクチンの開発者たちはその性質を利用して、mRNAワクチンを細胞傷害性T細胞の暴走によって起こる自己免疫疾患（多発性硬化症）の治療に応用できるかもしれないという動物実験の論文を発表しています。

宮沢　どうしてNK細胞が抑制されたり、Tregが活性化されたりするのか、私も知りたいです。

鳥集　ということは、mRNAワクチンによってがんになりやすくなるだけでなく、さまざまなウイルスや細菌に感染しやすくなることもあり得ますよね。ワクチンを打っても接種者の感染が相次いで、コロナの流行が抑えられないのは、AD Eだけでなく免疫抑制の作用によることも考えられるのではないでしょうか。

見直される自然免疫

宮沢 私は研究所にいるので最先端の研究者の話を聞くことができます。これは耳学問レベルの話で、興味深く思っていることなんですが、実は自然免疫のすごさが見直されて、その研究が25年くらい前からかなり活発に行われています。その前までは獲得免疫の研究が花形でした。

人間の免疫には自然免疫と獲得免疫がありますが、獲得免疫をあまりもっていない下等な生物もいます。でも、獲得免疫がない生物でもウイルスや細菌といった外敵を跳ね返して生きている。その理由を探る研究のなかで、「TOLL(トール)遺伝子」というのがショウジョウバエで見つかった。この遺伝子はショウジョウバエの背と腹の軸を決定する遺伝子なのですが、この遺伝子が欠損しているショウジョウバエは、カビに感染して死んでしまうことがわかったんです。さらに、そのTOLL遺伝子が哺乳類でも見つかって、自然免疫である樹状細胞で受容体として発現しているのが見つかった。それがTOLL様受容体(Toll-Like Receptor＝TLR)です。このTLRが実はすごいパターンレコグニションをしているというんです。

鳥集 パターン認識ですね。

宮沢　そうです。外界からの異物の共通した分子構造をパターンとして認識する。どうしてそんなことができるのか。まだわかっていないのですが、まるで分子がものを見ているのではないか、そんなふうに思ってしまうような認識の仕方をしているというんです。

鳥集　通常、免疫細胞はアンテナである受容体に対象物をくっつけたり、サイトカインと呼ばれる物質をやり取りしたりして、相手が自己か非自己かを見分けているんですよね。ところが、そうした物質と直接相互作用せずに見分けているということですか？

宮沢　直接相互作用しているのか、していないのか、いまいちはっきりしないのですが、そのようなパターン認識する受容体がどんどん見つかっているんです。たとえば、人間のエイズウイルスをサルに打ってもサルはエイズにならない。人間とサルとでどこが違うかというと、TRIM5αという感染制御因子のパターン認識の違いだったんですよ。それが面白いんですが、サルのTRIM5αはヒトのエイズウイルスを認識して感染を抑制するのですが、たった1個のアミノ酸を変えるだけで認識できなくなるんです。

鳥集　たった1個のアミノ酸ですか。

宮沢 つまり、すごく特異性が高いんです。その一方で、まったく異なるマウス白血病ウイルスを認識する。この場合、特異性は低くみえます。どうしてそんなことが起こるのか、まだよくわかっていないんです。それと同じようにTLR9というTOLL様受容体は、ウイルスや病原菌のDNAのCpG配列を認識している。

鳥集 CpG配列というのはなんですか？

宮沢 遺伝子を構成している塩基である、A（アデニン）、G（グアニン）、C（シトシン）、T（チミン）のCGです。小文字のpはCとGの間の結合（ホスホジエステル結合）を表しています。微生物由来のCpGは修飾（メチル化）されておらず、そこをTLR9が認識するんです。

鳥集 つまり、遺伝子の塩基配列を認識しているということですね。そんな細かいところを見ているんですね。驚きました。

宮沢 それだけでなく、TLR1とTLR2だったら病原菌のリポタンパク、TLR3だったらウイルスの2本鎖RNAと1本鎖RNA、TLR7とTLR8はウイルスの1本鎖RNAを認識するといった具合に、さまざまなTLRが見つかっています。その対象となっている形（パターン）を認識しているようなんです

が、そのパターン認識の仕組みがはっきりとわからなくて研究者はみな悩んでいるんです。たとえばRNAウイルスがあったとしたら、どうやらここら辺の形を認識して1本鎖と2本鎖を区別しているということまではわかっている。しかし、それをどうやって見ているのか、認識のメカニズムがわかっていないんです。でも樹状細胞やマクロファージなどの自然免疫はTLR[20]で外敵を認識したら、抗原提示をしたりサイトカインを出したりして、T細胞[20]やB細胞[21]に「あいつを潰せ」とメッセージを送る。

鳥集　なるほど。　私たちが思っている以上に自然免疫というのは優秀ということですね。

*20　T細胞……免疫細胞であるリンパ球の一種。T細胞には病原体の侵入やがんが発見された際に抗原情報を受け取り、さまざまな免疫細胞に攻撃の指令を出すヘルパーT細胞、感染細胞やがん細胞などを攻撃するキラーT細胞などがある。免疫機能で重要な役割を果たしている。

*21　B細胞……免疫細胞であるリンパ球の一種。体内に侵入した病原体を排除するための抗体を生み出す細胞。リンパ球のおよそ20～40％を占めている。

免疫システムを混乱させている可能性

宮沢 ところが、mRNAをシュードウリジン化すると、TLRでは認識できなくなる。一方、リボソームにアミノ酸を運ぶ転移RNA（tRNA）はシュードウリジンをもっていてTLRでは認識されず、tRNAの寿命はmRNAより長いんです。mRNAワクチンの開発者たちはそこに目をつけたわけです。なぜ、認識できなくなるのか。それは、シュードウリジン化されたmRNAは、もともとのmRNAとは違う、つまりこの世のものではないタイプのmRNAで、今まで体験したことのないものなのでTLRで認識しようがないんです。たしかに、スパイクタンパクをつくるという目的だけを考えるとそれでいいかもしれないです。しかし、果たしてそんなことをして大丈夫なんですか？　と思ってしまうんです。

だって、細胞のセンサーが困るじゃないですか。

鳥集 免疫システムがmRNAワクチンによって混乱するんじゃないかと。

宮沢 そうです。mRNAワクチンの接種後に免疫システムの混乱を起こしていないかどうか確認したんだろうかと思って論文などを探すのですが、それを網羅的に調べた研究が見つからないんです。ただし、ワクチンを打った人の免疫細胞の反応が鈍っているという論文はいくつか出ている。それを見ると、免疫システ

ムがおかしくなっても不思議ではありません。

なぜなら、私たちの体の細胞はタンパク質をつくっています。その設計図は、人間を含む真核生物[*22]の場合、細胞の核に収容されているDNAの中にとびとびに書き込まれています。それをくっつけて一つの設計図にして、mRNAに転写してリボソームに送り、そこでタンパク質をつくります。

そして、普通は必要な量だけつくったら、そのタンパク質をつくるのをやめるんです。なぜかというと、タンパク質をつくりすぎると他の細胞に悪影響を及ぼしてしまうから。どんなに毒性が低いタンパク質でも一つのタンパク質を大量につくると、細胞が死んでしまうんです。だから、適正な量で止めなきゃいけない。

では、どうやって止めるかというとmRNAをすぐ壊すんです。それでタンパク質が足りなければ、もう一回、mRNAが出てくる。そのmRNAの寿命も、実はすべて同じではありません。早く壊れるものもあれば、長く残るものもある。そ

＊
22　真核生物……細胞内でDNAが核膜に包まれ、特定の機能（タンパク質の合成や脂質の代謝など）を有する器官とともに収められている生物のこと。細菌、藍藻植物以外の生物を指す。

鳥集　mRNAが壊れる時間も、意図的に制御されているんでしょうか。

宮沢　詳細はよくわかりませんが、いずれにせよmRNAは、細胞内のセンサーは認識できず、自然に壊れる時間に比べると残存する時間が圧倒的に長いわけです。そんな状態のなかで、体内のmRNAの分解機構と異なる方法で分解されます。また、通常にあってはならない（あるいは不要の）タンパク質が大量につくられてしまったらどうなるか。タンパク合成を早く止めたいんだけど、細胞には止め方がわからない。普通ならDNAから転写されてmRNAができるはずなんですが、転写された形跡もなければ、あるはずのmRNAを見つけることすらできない。だとしたら、細胞はどうするか。「センサーが足りないんじゃないか」と思うでしょう。だから、センサーの分子を増やそうとする。そうなると思いません？

鳥集　思うかもしれません。

宮沢　細胞が、自分のセンサーが消えてしまったのではないか、あるいはセンサー

れもどこがどう違うのか、今、盛んに研究されていますが完全にはわかっていないんです。

が壊れてしまったのではないかと勘違いして、混乱するのではないかと思うんです。その混乱が、今、起こっているのではないかと私は思うんです。

鳥集　その可能性はありますね。

宮沢　この混乱が一過性だったらいいのですが、比較的長く続く可能性だってある。

訓練免疫という言葉がありますよね。免疫システムは経験したことのある外敵のことを覚えていて、2回目、3回目になるほどレスポンスが強くなる。獲得免疫と違って、自然免疫にはそのような記憶はないといわれてきました。しかし、最近の研究では自然免疫にも記憶があるようだと言われ始めています。

自然免疫も、何度も同じ外敵を浴びていたらレスポンスが早くなる。おそらくセンサーが反応しやすくなるのだと思います。そのセンサーを混乱させたら、レスポンスはどうなってしまうのか。たとえばピアノを弾く練習をしてピアノがうまくなったとします。しかし、その後におもちゃのピアノを渡された。

鳥集　本物と同じようには弾けないでしょうね。

宮沢　そうです。それでおもちゃのピアノばかり弾いていたら、今度は本物のピアノが弾けなくなる。つまり、シュードウリジン化して修飾したmRNAによって免疫が混乱すると、本物のウイルスにうまく反応できなくなることもあり得る

と思うのです。

　そのような反応を制御しているのが何かというと、今よく言われているのがエピジェネティクスなのだと思います。通常、親の特徴はDNAに書かれた遺伝子を通じて子に伝わります。これがエピジェネティクスです。DNAの配列は変わらないのに親が獲得した特徴が子に伝わることがある。しかし、DNAの遺伝子の一部やDNAを取り巻くタンパク質の化学的性質が変わることによって、どの遺伝子が発現して働くかが変わってくる。最近の研究ではそれが世代を超えて遺伝することもわかってきています。ある世代で起こった遺伝子発現のパターンの変化が次世代に伝わってしまう。これは驚くべきことです。

鳥集　その人の生活習慣などによって、遺伝子の働き方にクセができることがあるのですか。

宮沢　そうです。さらに驚くべきことに、そのクセが次世代に受け継がれる場合もあるというのです。私が危惧しているのは、体に変なものが入ってくると、自然免疫のセンサーが、「あれ？　こう反応するはずなのに、どうしたらいいの？」と混乱して、変なクセがついてしまう。そして、遺伝子の働き方が変わってしまう。

鳥集　自然免疫のセンサーに変なクセがついてしまって、同じような塩基配列を持つコロナウイルスを簡単に受け入れるようになったり、他のウイルスに感染しやすくなったりすることも起こり得る。

宮沢　そうです。これはあくまでも私の仮説です。仮説なのでなんの根拠もないんですが、なんとなくそう思いませんか？　細胞が困らないのかなと。とにかく、私にはいろいろな疑問がふつふつと湧いてきてしまうのです。

mRNAワクチンと自己免疫疾患

鳥集　皮肉なことに、安全性も有効性もわからないmRNAワクチンを何億人に打つという人体実験のようなことをしたおかげで、ウイルス学者として興味深い現象が観察できるかもしれない。

宮沢　そう、すごいことが起こっているんです。たとえば、T細胞は感染した細胞を殺してしまう細胞傷害性T細胞だけでなく、その働きを抑える制御性T細胞（Treg）という種類もある。なんでそんなものがあるかというと、T細胞は生まれる直前に胸腺という臓器で自分の正常な細胞と外敵とを見分ける教育を受ける。それを胸腺教育というのですが、一部に教育に失敗して自分の細胞を攻撃し

てしまうT細胞が生まれてしまう。それが暴走しないように、「お前は黙っとけ」と抑える役割をTregがしているんです。

鳥集 もし細胞傷害性T細胞が暴走して自分の細胞を傷つけてしまったら、膠原病や神経難病のような自己免疫疾患が起こってしまいますよね。

宮沢 自己免疫疾患になってしまったら、簡単に治すことはできません。ただ、今回のコロナワクチンの「実験」で、もしかしたら発症のメカニズムがわかってくることもあり得るんじゃないかと思っています。

鳥集 たしかに、免疫の状態が変わってしまうのだとしたら、mRNAワクチンによってTregが活性化して、自己免疫疾患が治ってしまうことだってあり得ますよね。実際にこのワクチンの開発者たちは、mRNAワクチンがTregを活性化させることを知っていて、自己免疫疾患の治療に使えるかもしれないという論文を出しているわけですから。

宮沢 そのとおりです。でも、逆も真なりです。免疫が正常な人は、免疫異常になるおそれもあるのではないでしょうか。 私はそう思いますよ。このことをある論文では「免疫のリプログラミング」と表現していました。私はなかなかいいネーミングだなと思いました。m

RAワクチンによって免疫のプログラムが変わってしまって、書き換えられてしまう可能性もあるんです。自己免疫疾患の治し方は今はわかりませんが、研究者や医師がリプログラミングの仕組みを一生懸命に研究すれば、治し方がわかってくるかもしれません。

鳥集　しかし残念なことに、自己免疫疾患で神経などに障害が出てしまったら、回復しない人も多いですよね。

宮沢　そうですね。たとえば再生する臓器である肝臓なら、攻撃されても一過性の肝炎で済み再生するかもしれません。でも、もし膵臓のランゲルハンス細胞がやられたら1型糖尿病になって、生涯、インスリンが必要になります。男性ホルモン、コルチゾール、アドレナリンなどを分泌する副腎がやられたら、ホルモン異常の病気が起こります。卵巣も卵巣炎くらいで済めばいいですが、一過性の不妊になってしまうかもしれません。

免疫の混乱が一時的なもので終わればいいですが、細胞がもとの正常な反応を思い出すのにどれくらいかかるのか。数カ月、あるいは数年かかるのか。ひょっとするとずっと思い出せないまま終わるのか——それは、今のところ誰にもわからないんです。

第二章　コロナマネーの深い闇

安全性に関する議論は尽くされたのか

鳥集　第一章で見たとおり、新型コロナウイルスワクチンにはさまざまな問題点や疑念があります。医薬品を安全に使うためにリスクの可能性を指摘することは、研究者として至極まっとうなことだと思います。ところが、宮沢先生がこうした指摘をすると、ツイッター（現X）などで攻撃されたり、大学で問題視されたりする。そのこと自体が、学問の自由や言論の自由を侵す由々しき問題だと私は思っています。

宮沢　私はどんな医薬品も、きちんと安全性試験をやらなければいけないという原理原則論に立っているだけです。mRNAワクチンなるものは、その安全試験のやり方すらわかっていないんですよ。

鳥集　これまで人類に使われたことのない、まったく新しいものですからね。

宮沢　たとえば、従来使われてきた不活化ワクチン（ウイルスや細菌の病原性を弱めて、免疫をつくるのに必要な成分だけを精製したもの）だったら、どのような方法で不活化して、どのような方法で試験をすれば安全かというノウハウが蓄積されています。

　アジュバント（免疫反応を増強するためにワクチンに添加される成分）も、当

初は不具合がいろいろありました。一つ改良したら他のところで不具合が出ることもある。そうしたことを少しずつ解決していって、ノウハウが蓄積されてきたわけです。それに則って、不活化ワクチンの場合ならこれをしましょう、という安全性試験が確立されていったのです。

今回のワクチンはまったく新しいものですから、既存の安全性試験だけで事足りるのですか？　というところから議論を始めなくてはいけなかった。

鳥集　新規技術を使ったワクチンの場合、そもそもどんな安全性試験をやるべきかすらわかっていない、ということですね。

宮沢　そう、わからないんですよ。私はそれをiPS細胞*1についても言ってきました。iPS細胞についても、誰もがすごくいいことばかり言っていますが、は

とは限らないんです。不具合を改良すれば、いつもいい結果が出るチンの場合ならこうしましょう、という安全性試験が確立されていったのです。

*1　iPS細胞……正式には人工多能性幹細胞、または誘導多能性幹細胞。あらゆる生体組織に変化可能な細胞を指す。京都大学iPS細胞研究所の山中伸弥教授がヒトの皮膚細胞からiPS細胞の作製に成功、2012年にノーベル医学・生理学賞を受賞している。自分の細胞を使えば拒絶反応がないため、再生医療の分野で注目されている。

つきり言ってどんな安全性試験をすればいいのか、まだよくわからないんです。行政サイドは私に『安全です』と言ってください」とおっしゃるのですが、言えなかったです。

鳥集 iPS細胞を移植した結果、がん化する可能性もあるわけですよね。

宮沢 そうなんです。100％安全なものなんてできないんです。だから、この程度のリスクだったら許容できるというコンセンサスをつくらなくてはいけない。そして、法律に則ってリアしたら安全とするという基準をクリアしたら臨床応用はOKとする、としなくてはいけないはずなんです。それを考えるとiPS細胞の大規模臨床応用も、あと30年程度の議論は必要だと思うのです。今回のワクチンも最低でも20年、もっと言えば30年くらいの議論は必要なんです。普通に考えて。この世のものでないタイプのmRNAを体内に入れたときどうなるかなんて、私たち人間にはわかりっこないですよ。

鳥集 おっしゃるとおりです。

新型コロナは「賭け」に出るべきウイルスではない

だからこそ、本当に安全なのかという議論を積み

重ねて、「これなら安心して使えるね」というレベルまで練り上げていかなくてはいけないはずの安全性試験を、今回はすっ飛ばして何億人という人に使ってしまった。

宮沢　人類の99%が死ぬような恐ろしいウイルスが出現して、「もう、これ以外にはにっちもさっちもいかない」というのであれば、「賭け」で新技術のワクチンを使うことも許されると思います。99%までいかなくても、致死率が10%だったら賭けに出るのもわからないでもないです。ですが、新型コロナウイルスは、そんな賭けに出るべきウイルスではない。

鳥集　当初から日本の致死率は欧米に比べて圧倒的に低かったのですが、変異を繰り返してウイルスが弱毒化したのか、いまや100万人あたり死者246人、死亡率0・0246%でOECD諸国の中で最低です（2022年6月現在）。

＊2　100万人あたり死者246人、死亡率0・0246%でOECD諸国の中で最低……世界的な課題について統計をまとめている「Our World in Data」の公開したデータによると、新型コロナウイルス死者数が経済協力開発機構（OECD）加盟国38カ国のなかで、日本は人口100万人あたり246人と最も少ない状況であることがわかった。

宮沢　日本の死亡率では絶対必要ないです。イギリスは日本の人口に換算すると30万人ほど亡くなったことになりますが、たとえ国内で年間10万人亡くなったとしても、日本の人口を母数にすると死亡率は0・08％です。毎年140万人ほど亡くなる日本では、そんな賭けに出るようなウイルスではないと思います。

それに、未来永劫、毎年10万人が死ぬわけではないんです。感染症はいずれ終息します。コロナだけでなく他の急性感染症も全般的にそうです。最初は致死率が高く、感染も広がりますが、だんだん共存状態になる。今回も感染被害のピークは2～3年でしょうから、その間やり過ごしたらいい。それによって20万人の日本人が亡くなったとしても、この安全性がよくわからないワクチンに手を出すのか？　私は出さないです。

鳥集　宮沢先生が今話したことは常識的に考えたら、至極まっとうだと思うのです。mRNAワクチンは未知の新規技術なわけですから、安全性なんてわからないと考えるのは当然ですよね。2021年2月に医療従事者から優先接種が始まった時、私は医師や看護師の多くが接種をためらうのではないかと思いました。「実験台にするな」と言うでしょうね、普通。

宮沢　私もそう思っていました。

鳥集　そう考えるのが普通なのに、嬉々としてみんな打ち始めましたよね。

宮沢　そうなんですよ。

鳥集　いや、渋々打った人もいたかもしれませんが、多くの人が抵抗できなかった。そのことが、すごく恐ろしいと感じるんです。

医師たちの沈黙

宮沢　しかも、ちゃんとデータを取っていないんですよ。志願兵みたいなもので実験台になるわけですから、せめて本当に安全で有効なのか、細かなデータをしっかりと取ってくれと言うべきだと思うのですが、医師の多くが何も要求しなかった。

鳥集　発熱、倦怠感、頭痛といった短期的な副反応についてはデータを取って調べていますが、本当は接種した人が何年後、何十年後にどうなっているのか、追跡すべきではないでしょうか。非接種者に比べて接種者のほうが病気せず、長生きできたかどうか──。そういう科学的に検証しようというマインドが、医師の中になかったのかと驚きました。

宮沢　なかったですね。おそらくお医者さんの多くは、このmRNAワクチンについて詳しく知らなかったのではないでしょうか。そもそも、TOLL様受容体

のような話は比較的新しい免疫学ですから、ほとんどのお医者さんも習っていないと思います。ましてや国家試験には出てこないでしょう。あんまり知らないんですよ。

鳥集 いまだにニュースを見ていると〈2022年5月現在〉、「周りに感染を拡大させないために打ちましょう」「みんなが打てば集団免疫を獲得することが期待できる」とコメントしている医師がいて、びっくりするんです。いったい彼らの知識はどこで止まっているのでしょうか。

「反ワクチン」という悪意のレッテル貼り

宮沢 あるワクチン推進派の医師が、SNSでしきりに私を攻撃してくるんです。ですが、書いていることがあまりにウイルス学やワクチン学から見ると非常識なので、さすがに心配になって「信頼をなくすから、もう何も言わんほうがいいよ」と書いたら、さらに攻撃をしてくる。

鳥集 人格攻撃するしか自分の立ち位置がなくなってくるんですよ。矛盾する主張に整合性をもたせるために、無理がたくさん生じるから……。最終的には、「反ワクチン派の言っていることはデマだ」「こんなに効果のあるワクチンを妨害し

たお前たちは大量殺戮者だ」などと罵詈雑言を浴びせるしかなくなってくる。「反ワクチン」というレッテルを貼って攻撃してくるのですが、その言説を多くの人が冷静に見ているということも、わからなくてはいけない。

宮沢　この前も東大の後輩研究者に、「宮沢さんは反ワクだから」と言われたんです。「え、反ワクなんですか。私が？」と聞いたら、「宮沢さんはすごく感情的だ」と言うわけです。「エキセントリックだ」と。今日も言われたの。「宮沢さん、怖いと思ったら意外と冷静に話すんですね」と。いや、普段は冷静ですよ。ですが、まったくおかしなことを影響力がある専門家や医師が言ったら、こちらも必死になりますよ。たった一人の学問的に非常識な人間が先導することによって、世論は動くんです。

鳥集　「このワクチンを打たないやつはバカだ」というようなことを言って。

宮沢　そうです。「ちょっと待ってよ」と。それは言いますよ、被害が甚大なんですから。「あなたはそう言うけど、どれだけの人が不幸になっているのか」という話です。

鳥集　そもそも、「アンチワクチン」だなどと簡単にくくれるような話ではないと思うのです。新型コロナワクチンを含む、あらゆるワクチンに反対という人ももも

ちろんいます。しかし、HPVワクチン（子宮頸がんワクチン）は肯定するけれど、コロナワクチンはおかしいと言っている人もいる。ちなみに私は、コロナワクチンに対しては反対ですし、HPVワクチンについても懐疑的です。

いずれにせよ、新型コロナワクチンに反対だという人のなかでも、いろいろな考えの違いがあるわけです。それなのに十把一絡げに「反ワクチン」というレッテルを貼って、「反ワクチンの奴らは狂信的だ」「反ワクチンのヤツらがたくさん本を出したり、各地で講演してお金を儲けまくっている」みたいなことを言い募る。そして、われわれに対して「職業として反ワクチンをやっている」というレッテルを貼ろうとするわけじゃないですか。

宮沢 そうなんですよ。そもそも私たちはすごいリスクを背負っているんです。私なんてもう、同業者からはハブ（村八分）ですから。

鳥集 私の場合も医療ジャーナリストとして「反ワクチン」のレッテルを貼られたら、今後、医学部の教授は取材に応じてくれなくなる可能性だってあるわけです。知り合いの医師のなかにも、"反ワクチンに堕ちた"私の取材はもう受けたくないという人もいると思います。現実に、「あなたにはがっかりした」と言ってきた医師もいました。

自分のやりたいことを全部捨てた

宮沢　私はもう定年のことを考える世代ですから。ウイルス研究のしがらみや利権の中でずっと戦ってきて疲れてしまったので、もういいよ、趣味のピアノをやらしてくれよと。園芸でもやって、幸せに暮らしたかった……。あとは好きな研究だけやろうと思っていたのに、コロナ騒ぎが始まって全部狂ってしまったです。

こう言ってはなんですけど、滅私奉公ですよ。自分を捨てていますからね。自分の好きなことを全部捨てたんです。本当にもうこの2年間、ドブに捨てた感じです。

鳥集　大学の教員としての出世はもうないかもしれないですもんね。

宮沢　研究もグシャグシャになって止まってしまった。私は定年まで残り10年、バリバリやろうと思っていた。進化の研究やがんの研究です。それが2年間も奪われてしまった。若い人にとって2年といえばまだ挽回ができますが、私にはあと10年しか残っていないのに2年も取られてしまったんです。けっこう痛いんですよね。8年間でなんとか挽回できないか、計算するわけですよ。寝る時間を少し減らしてスピードを1・2倍、脳みその回転を1・2倍にすれば、1・2×1・2で

なんとか挽回できないかなと……。本当はもうちょっとのんびり落ち着いて、残りの研究人生を過ごしたかったんです（実際は2024年5月をもって「解雇」されることに）。

鳥集　私は2015年に『新薬の罠』（文藝春秋）という本を書いて、医療界と製薬業界との癒着（利益相反）や臨床試験の不正を追及しました。心ある医師の間で利益相反が問題になって、襟を正す動きが出てきた。医療界は以前より浄化されたと思っていたんです。

2002年に、肺がん治療薬イレッサの薬害事件が起こりました。副作用の少ない夢の薬であるかのように宣伝されて患者の期待が膨らんだ。使いやすい飲み薬ということも手伝って、開業医のみならず歯科医にまで乱用されたと言われています。その結果、臨床試験では十分にわからなかった間質性肺炎という重篤な副作用が多発して、800人を超える人が亡くなったとされています。

その反省があったから、がんの新薬に関してはしっかり臨床試験をしようという動きになった。市販後も医師なら誰でも処方できるようにするのではなく、基準を満たした医療機関に限定して使えるようにして、安全性を確かめながら慎重に使っていこうという流れができた。医療安全を考えた取り組みで、医療界はよ

くなったと思っていたんです。

　ところが、新型コロナワクチンは承認の仕方も使い方も無茶苦茶で、医療安全もへったくれもなくなってしまった。医療界は本質的なところで何も変わっていなかった、むしろ先祖返りしてしまったと、とてもがっかりしました。

宮沢　そう。すごいことですよ。

鳥集　これから出るコロナのワクチンや治療薬も、本当にきちんとした臨床試験をやっているのか疑問に思います。

宮沢　本当に安全なのか、本当に効くのかよくわからないまま、前倒しでどんどん承認しています。

鳥集　そうなんです。私が黙っていたら、これまでジャーナリストとして取り組んできたことが無になってしまうと思ったんです。これが新型コロナワクチンに異議を申し立て続けている一番の動機です。

宮沢　私はエキセントリックなことは一つも言っていません。昔に戻してくれと。原理原則を今まで貫いてきたじゃないかと。それを緊急事態だということで崩してしまったわけですが、本当に緊急事態だったのかと。

「イベルメクチン」はなぜ批判されるのか

鳥集 イベルメクチン[*3]をめぐっても、不可解なことが起こっています。 長尾和宏先生（元長尾クリニック院長）はコロナにもワクチン後遺症[*4]にも効くと言って、イベルメクチンを推しています。いくつもの臨床試験でポジティブな結果が出ていると主張する医師や研究者がいる一方で、臨床試験に不備があるとしてイベルメクチンに否定的な医師たちもいる。私自身は本当に効くのかどうか判断がつきませんが、効くかもしれないというのだったら、安全性を担保したうえで、使用基準なども決めて、特例で使えるようにすればいいのではないですか。そもそもイベルメクチンは、新薬に比べたらすごく安い薬で、めちゃくちゃな飲み方をしない限り、重篤な副作用はほとんど出ませんよね。

宮沢 私もそう思います。

鳥集 それなのに、イベルメクチンがコロナに効くと言うと「エビデンスのない薬を推す医師はトンデモだ」と、執拗に叩く医師たちがいるんです。一方で、本当に安全なのか有効なのかもわからないmRNAワクチンは手放しで賞賛する。メガファーマが出す新規コロナ治療薬も、イベルメクチンと同じくらいの情熱をもって厳しく吟味すればいいのに、ほとんど叩かないのです。

宮沢　頭がおかしいのではないかと思ったのが、ある病院で重症患者にレムデシ*[5]ビルを投与したり、抗体カクテル療法*[6]をやったりして、効いていると言っている。効くわけがないと思うんですけどね。

*[3]　イベルメクチン……駆虫薬。1979年、北里大学特別栄誉教授の大村智氏が静岡県伊東市の土壌から新種の放線菌を発見。この放線菌が産生する物質に寄生虫の神経を麻痺させる作用のあることがわかり、米国の製薬会社メルクと大村氏との共同研究で、駆虫効果を高めたイベルメクチンが開発された。この薬が熱帯地方の寄生虫感染症（オンコセルカ症やリンパ系フィラリア症）に効果のあることがわかり、大村氏はロイヤリティを放棄して、無償提供を開始。南米ではオンコセルカ症の撲滅が宣言された。これらの功績で大村氏は2015年にノーベル生理学・医学賞を受賞。日本では、イベルメクチンは糞線虫症や疥癬の治療に保険適用となっている。

*[4]　ワクチン後遺症……新型コロナワクチン接種後に生じた体調不良が長期的に続く状態を指す。動悸、胸痛、呼吸困難感、倦怠感、頭痛、めまい、手足の痛み、しびれ、筋力低下などを訴える人が多く、歩行困難に陥った人もいる。2023年10月27日現在、ワクチン接種後に重篤な副反応があったと医療機関から報告された事例は3万1847例（重篤7801例、死亡2122例）に及んでいる。

鳥集 抗ウイルス薬や抗体カクテル療法は、そもそもウイルスの感染や増殖を妨害する薬ですから、早期に投与しないとダメですよね。体内でウイルスが増えて、重症化してしまってからでは遅いはずです。

宮沢 早期に投与しないとダメでしょう。重症化しているときには、もうウイルス量は下がっているんです。ですから、その段階で抗ウイルス薬を処方しても、抗体カクテル療法をやっても遅いんです。それなのに彼らは投与している。なぜかと聞くと、標準治療で決められているからだと。本当ですか？ 論理的に考えて抗ウイルス薬や抗体カクテル療法は重症患者にはほとんど効かないでしょ。それなのに、現状、薬代だけで一人分につき数十万円かかっています。もう、頭は大丈夫ですか？ と思ってしまう。

鳥集 だから、製薬会社の手の平にのっているとしか、私には思えないんですよね。

宮沢 そう。儲かるからやっているとしか思えない。私は医師ではないので、治療薬のことははっきりとわからないのですが、肺炎を起こしているんだったら、デキサメタゾン（ステロイド薬）を投与すれば、かなり改善されるわけですよね。デ

キサメタゾンは古くからある薬で、薬価も安い。なぜ効果がほとんど見込めないのにわざわざ高い薬を使うのか。

鳥集 安くて効く薬があれば、それを使えばいいですよね。ずっと医療財政はひっ迫していると言われてきましたが、それこそ医療費の節約になります。それな

＊5 レムデシビル……エボラ出血熱の治療薬として使われていたが、新型コロナウイルスに対しても効果があるとして日本でも新型コロナウイルス治療薬として特例承認された。しかしWHOは2022年5月、重症患者に対して有意な効果をもたらさない、その他の入院患者についても死亡や重症化への進行についての効果がわずかであることを最終報告として発表した。『Remdesivir and three other drugs for hospitalised patients with COVID-19: final results of the WHO Solidarity randomised trial and updated meta-analyses』

＊6 抗体カクテル療法……軽症の新型コロナウイルス感染症者に、体内でスパイクタンパクが受容体に吸着することを阻止する薬剤を投与し、重症化を防ぐことを目的とした治療のこと。

＊7 デキサメタゾン……ステロイド剤の一つで、抗炎症作用、抗アレルギー作用、免疫抑制作用をもつ。新型コロナウイルス感染症者で呼吸不全を伴う中等症から重症の患者に対して効果があると厚労省の診療の手引きに記載されている。

のに、安くて効くかもしれない薬ばかりを叩いて、安全性も有効性もわからない、高額な新規のワクチンや治療薬は厳しくチェックせずスルーする。イベルメクチンがいいか悪いか以前の問題として、やっていることが不自然すぎるんですよ。

宮沢 一応イベルメクチンに関しては、試験管内でものすごく効いているわけです。だから、一つの候補薬であることは確かです。実際にヒトの体で効くかどうか、私も知りません。だけど、少なくとも試験管内では効果が出ているから、試してみたらという話です。そう言うと、「宮沢さん、ダメですよ」と言われるんです。「イベルメクチンも副作用があるんですよ」と。それはありますよ。あるけど、寄生虫の薬としてすでに世界中で何億人にも投与して、どんな副作用が出るのか全部わかっているわけです。だから、投与する医師が注意すればいいだけの話ではないですか。

鳥集 それなのに、イベルメクチンがコロナに効くかもしれないと発信しただけで、ものすごく叩かれる。結局、安い薬が売れたら困るという、それだけのことなのではないでしょうか。

薬価の高い新薬を売りたいだけ?

宮沢　安全性に関しても少なくともレムデシビルよりは上でしょう。今までに使っている数が全然違うんですから。それに、そもそもインフルエンザの特効薬のごとく言われるタミフルも、そんなに効いてないですよね。

鳥集　添付文書に記載されている治験の結果を見ると、せいぜい半日か1日、発症期間が短くなる程度です。

宮沢　だけど、それを飲んでみんなインフルエンザが治るって安心するわけじゃないですか。それと同じように、イベルメクチンも安心を買えばいいんです。でも、それを言ったらまたためちゃめちゃ叩かれる。逆に、イベルメクチンを飲みたい人が通販でしか買えなくなると、安全性が担保できない品質の悪い薬が出回るかもしれない。だから、正規品を早く流通させてください、という話なんです。

鳥集　イベルメクチンを個人輸入して使っているのが危ないと言うのであれば、政府が国内の信頼できる製薬会社につくらせて、安全が担保できる正規品を市場に出せばいいだけの話です。でも製薬会社からすると、イベルメクチンのような安い薬ではなく、薬価の高い新薬を売りたいのでしょう。それに、これから出てくる薬のことを考えるとコロナが終わってもらっては困るという心理も働くと思

います。

宮沢 恐ろしいことです。そもそも、日本の製薬メーカーはコロナにワクチンは必要ないというスタンスだったんです。なぜなら、SARSとMERSの経験から、できるわけがないと思っていたから。ところが、ファイザーがmRNAワクチンを出して莫大な利益を上げた。モデルナも儲かった。それを見て塩野義製薬も参入しようとしています。ですが、塩野義のコンポーネントワクチンは、mRNAワクチンに比べると副反応は少ないかもしれないですが、そんなに効かないのではないでしょうか。細胞性免疫をどれだけ誘導できるかですね。

鳥集 mRNAワクチンを打ちたくない人も、コンポーネントワクチンなら安心といって打たせようとしていますよね。

宮沢 ネコのコロナウイルスに対しては、コンポーネントワクチンも不活化ワクチンも効かないから、私たちは別の方法を試そうと研究していたんです。ただし、もしワクチンパスポートが義務化されて絶対打たなければいけないとなったら、私はコンポーネントワクチンを選びます。その程度です。そもそもヒトコロナにワクチンはいらないんです。

免疫のことを知らない医師が多すぎる

鳥集 私は医師ではありませんし、免疫学に関してもいろいろ教えていただく立場ですが、それでもここまで得た知識から考えて、mRNAワクチンを打つとさまざまな不都合なことが起こり得ると想像できるんです。ところが、医師の多くがこのワクチンの安全性と効果を疑うことなく鵜呑みにしてしまった。受験偏差値が最強の医学部に合格できた頭脳の持ち主のはずなのに、なぜ多くの医師がこのワクチンを簡単に受け入れてしまったのだと思いますか。

宮沢 お医者さんと話していると、免疫学の知識に乏しいことにびっくりすることが多いんです。「習わなかったんですか?」と聞くと、「免疫、苦手だったから」と。たしかに、免疫学は難しいです。だいたい夏休み1カ月こもるぐらい、私も勉強しました。 免疫学をひととおり習得するのに、1日6時間勉強して30日は必要でした。

＊8 コンポーネントワクチン……遺伝子組換え技術などを使ってウイルスの感染にかかわるタンパクのみを合成、精製したワクチン。

鳥集 今の医学部教育のなかで、免疫学やワクチンのことについては教えていないのでしょうか。

宮沢 ちゃんと教えているはずですが、おそらく多くの医学生は一夜漬けとは言わないまでも、試験前に1週間ぐらいしか真面目に勉強していないと思います。それで試験を乗り切っているのではないでしょうか。

免疫システムというのは本当に複雑かつ厄介で、きちんと理解できるまでには、ものすごく時間がかかるんです。学生たちには「とにかく学部生の間に免疫学の本をしっかり1冊読み込まないと、一生免疫学が身につかないよ」と言っています。

鳥集 そもそも「抗体さえ上げればいい」という考え方自体が、宮沢先生の話を聞いていても、あり得ないとわかるじゃないですか。なぜ、お医者さんたちが、抗体ばかりにとらわれてしまうのかもわからないのです。

宮沢 それは習っていないからだと思います。免疫学の教科書を読んでも、そういうことは書いてないですね。

鳥集 ちゃんと免疫学の勉強をしていないから、抗体をとにかく上げればコロナを阻止できるだろうと思ってしまっているんでしょうか。

宮沢　感染免疫は授業がほとんどないんです。

鳥集　私も完全に免疫学をマスターしているわけではありませんが、免疫の登場人物は抗体をつくるB細胞だけじゃないですよね。

宮沢　そうですね。

鳥集　自然免疫だけでも、NK細胞[*9]、マクロファージ、樹状細胞などがあります。それから、細胞性免疫を担うT細胞も、1種類ではないですよね。

宮沢　何種類もあります。

鳥集　それらの免疫細胞が出している受容体もいくつもありますし、細胞が分泌するサイトカインも何種類もありますよね。インターロイキンやインターフェロンや腫瘍壊死因子（TNF-α）など。たくさん登場人物がいて、ものすごく複雑にできているということが、教えてもらえればもらうほどわかってきます。

つまり、抗体を大量につくりさえすれば万々歳だなんて、絶対あり得ないとい

*9　NK細胞……ナチュラル・キラー（Natural Killer）細胞。免疫細胞であるリンパ球の一種。体内を循環し、がん細胞やウイルスなどの異物を発見し攻撃する細胞のこと。リンパ球のおよそ10〜30％を占める。

うのは免疫学に詳しい人たちの発言や本を読めば、完全に理解できなくてもある程度わかると思うのです。ところが、なぜ受験偏差値がめちゃくちゃ高い医師たちがわからないのか。あるいは免疫学のことはある程度わかっているのに、誘導されてしまっているのか。そのあたりのことが、私には本当に不可解で。

コロナワクチンは、自分の細胞に外来のmRNAを送り込んで、コロナウイルスのスパイクタンパクをつくらせるわけではないですか。この作用を想像するだけでも「本当に大丈夫？」と思うのですが、みんながそれを嬉々として打ち出すというのがわからないのです。

宮沢 単純に考えたら、「いいんじゃないかな」と思ってしまう人が多いんだと思います。ですが、私は「そんなことしたら自分の免疫を攻撃してしまうんじゃないですか、大丈夫ですか？」と思ってしまう。「もし免疫ができていてこのワクチンを打ったら、自爆してしまうぞ」と。少なくとも絶対にスパイクタンパクに対して免疫がないことを証明してから使ってください、と言いたくなります。しかし、何も考えない人は「免疫をつければいいんでしょう。そしたらそれでいいじゃん」と思うわけです。

鳥集 それともう一つ、最初に推奨した医師たちは、このワクチンさえ打てば当

宮沢　まあ、そうでしょうね。

製薬マネーに依存する医学部

宮沢　ワクチン後遺症についても、私からすると荒唐無稽には見えないんです。

鳥集　mRNAワクチンの仕組みから考えて、ワクチン後遺症のような症状が出てきて不思議ではないと私も思います。

宮沢　後遺症の症例を聞くと、私は、「あ、なるほどなるほど、免疫が自分の細胞を攻撃するわけだから、神経細胞やその周りの細胞を攻撃すれば、そのような症状が出るよね」と思います。免疫の低下についても、最初はそんなに強力に細胞性免疫をスパイクタンパクに誘導してしまったら、他の感染症に対する細胞性免疫が下がるのではと漠然と思っていました。しかし、そんな甘っちょろいものではなかった。このワクチンのmRNAによって、免疫がかなり混乱していることがわかった。

宮沢　然うまくいくと思ったはずです。ところが、集団免疫ができないどころか、感染を予防することすらできないことがわかった。しかし、その間違いを認めたくないために、いろんな理屈をこねているように見えます。

ところが、医師の多くがワクチン＝善という考えにとらわれて、「ワクチン後遺症なんてあり得ない」と言う人までいる。「え、ウソでしょ？」と思うわけです。従来のワクチンだったらまだわかりますが、今回は人類が未経験のワクチンを大実験した。しかも、ワクチン後遺症の症状を見て、私はむしろ腑に落ちるわけです。危惧したとおりになったと。

鳥集 そこからコロナバブルの話につながっていくのですが、なぜウイルス研究者や医師は、mRNAワクチンのリスクを無視するのでしょうか。

宮沢 不思議なんですよ。なぜなんでしょう。安全性のことを考えるお医者さんが少なかった。これはどういうことなのか。

鳥集 『医療ムラの不都合な真実』（宝島社新書）などでも書きましたが、やはり医療界が製薬マネーに支配されていることが大きいのではないでしょうか。医学部教授たちがなぜ新薬に甘いのか。それは、研究費や教室の運営費を製薬マネーに依存しているからだけでなく、そもそも若い時から薬にあまり疑問をもたない人たちが出世していくからだと思うんです。製薬会社はそういう医師に目をつけて研究費を助成したり、学会報告や論文作成のサポートを行ったりして、出世の後押しをするんです。逆に、若い頃から薬に厳しい目を持っている医師は、出世

しない。製薬会社からの研究費も人的サポートもないですから。

製薬会社の支援を受けて論文を書き、インパクトファクターを稼いできた医師たちが、医学部での出世競争に勝ち残り、教授になっていくわけです。彼ら自身は、自分が薬に甘いのかとか、製薬会社から金をもらっていることで研究を歪めているという意識はないのかもしれません。しかし、もともと薬に信頼感の強い医師たちが出世している可能性が高く、そういう教授の下にいると薬に対して懐疑的な意見も言いにくくなるのではないでしょうか。

だから、教授なり病院長なりが「みんなでワクチンを打って、このコロナの感染拡大を制御していこう」と旗を振ると、それに従わざるを得なくなる。逆に、このワクチンに対して「ちょっとおかしいんじゃないか」と言おうものなら、頭の

*10　インパクトファクター……ジャーナル（学術雑誌）影響度指標とも言い、自然科学・社会科学分野の学術雑誌の影響力を評価する指標。雑誌に掲載された論文がどれだけ他の雑誌に引用されたかによって評価される。インパクトファクターの高い雑誌に論文が掲載されることは研究者の名誉になるのみならず、大学や研究機関での地位や研究費の額にも影響を与えるとされる。

おかしなトンデモ医師というレッテルを貼られる。本当は大学病院やセンター病院のような大きな組織の中にも、このワクチンに対して懐疑的な医師はいるはずだと思うんです。でも、大きな組織の中では口に出せない雰囲気があるのではないでしょうか。

高級ホテルで開催される学会

宮沢　私が医学系の学会に行くとすごく感じるのは、ものすごく風通しが悪いということです。ヒエラルキーというか、教授が絶対じゃないですか。たとえば、議論していたところに大御所の教授がやってきて「こうだ」と言ったら、みんなシーンとする感じなんです。

鳥集　そうだと聞きます。

宮沢　とにかくお医者さんの学会はそんな感じなんです。活発な議論というか、正常な議論がなされていないという印象です。だから、あまり医学系の学会というのは、たくない。すごく高級なホテルでスーツを着てやっているような学会というのは、あんまり好きじゃないです、私は。

鳥集　私もそうです。その高級なホテルでどうして学術集会が開けるのかという

と、製薬各社からかなりの協賛金が入っているからです。

宮沢　そうなんです。私たちは場所なんてどうでもいいからもっと有意義な議論をしたいと思うわけですが、そういう人たちは「高級なところでやらないと、なんか気分が高まらない」みたいなことを言うわけです。私たちはそんな目的で来ているわけじゃない。あくまでも議論が目的なのに、まともな議論ができないんです。

子宮頸がんワクチン問題と同じ構図

鳥集　HPVワクチン（子宮頸がんワクチン）では、コロナワクチンと同じように健康被害を訴えている人たちがいます。しかし、そのことをメディアやSNSで取り上げると、「このワクチンを打てばたくさんの人が子宮頸がんを免れるのに、マスコミが健康被害を言い立てたことで、一時的に積極的な接種勧奨が中止されてしまった。そのために、子宮頸がんワクチンを受ける人が減り、日本のワクチン行政は世界に遅れてしまった」と声高に非難してくる人たちがいるんです。

そして、子宮頸がんワクチンの安全性や有効性に懐疑的な意見を言う医師、政治家、ジャーナリストなどをトンデモな反ワクチンで、「救える命を見殺しにした

大量殺人者だ」みたいなことを言ってくる。私も、かなり罵詈雑言を浴びせられました。

私は医学界の人間ではありませんから、こんなことを言われても平気なんですが、医学界の中にいたら、「トンデモ医師」のレッテルを貼られて、出世の道が絶たれてしまったり、医師仲間から色眼鏡で見られるなど、実質的な不利益を被ります。本当は学会で異論を唱えたとしても、自由に議論すればいいだけなのに、吊るし上げのような非難の集中砲火を浴びて声を上げることができなくなってしまう。

米国の法律学者やジャーナリストが書いた『子宮頸がんワクチン問題』（メアリー・ホーランド、キム・M・ローゼンバーグ、アイリーン・イオリオ共著、別府宏圀監訳、みすず書房）という翻訳本が出ていますが、これを読むと、本当に今回の新型コロナワクチンとそっくりなことが書いてあります。病気のリスクを大きく言い立てて不安を煽る。臨床試験で都合のいいデータが出るような操作をする。ワクチンの効果を過大評価し、リスクを過小評価する。安全性や有効性に疑問を呈する医師やマスコミを「反ワクチン」と攻撃する。健康被害を訴える人が出ても簡単に認めず、まともに救済しない――等々です。

たとえば米国での話ですが、テレビで子宮頸がんワクチンの健康被害について取り上げたキャスターに対して、ワクチン推進派の人がテレビ局にクレーム攻撃をするんです。「キャスターの話した内容は非科学的だ。因果関係があると証明されていないのに、あたかも害が起こっているように言及し、ワクチンの不安を煽っている。ワクチンのメリットについて触れず、悪いことばかりを指摘して、バランスの悪い報道をしている」といった感じです。

結局、そのキャスターは謝罪に追い込まれて、番組を降りてしまった。このような言論封殺が、海外でもかなり行われているんです。

私は今回のコロナワクチンを進めるにあたって、製薬会社や推進派の医師たちのなかに、「子宮頸がんワクチンの失敗をもう繰り返さない」という反省がかなりあったと思うんです。だから、コロナワクチンに疑問を呈する医師、研究者、ジャーナリスト、市民の人たちに対して、「反ワクチンの頭のおかしいヤツらだ」というレッテルを貼って、しつこく攻撃したのではないでしょうか。イベルメクチンに関しての長尾先生に対する攻撃も、長尾先生にトンデモのレッテルを貼って、長尾先生のワクチン後遺症に関する発信を多くの人に信じさせないように企てようとしたのが、本当のところではないかと思っています。

ワクチン原理主義のまやかし

宮沢　子宮頸がんワクチンに関しては、どれだけ防御効果があるのか、実は私はあまり知らないんです。当初の子宮頸がんワクチンは、カバーしているウイルスの範囲が狭かったですよね。

鳥集　日本で一番普及したサーバリックスというワクチンは、16型と18型のウイルスだけでした。

宮沢　それも問題だったし、他のワクチンに比べて副反応も多かったですよね。注射がものすごく痛いという話も聞きました。

鳥集　そうですね。失神する人もかなりいたようです。

宮沢　そういうこともあり、これは改良すべきだと思ったわけです。それに、ワクチンでしか防げないのだったらそれに頼るものもありですが、HPVによる子宮頸がんは他の方法でも防げますよね。

鳥集　性交渉開始の年齢が低い、不特定多数の人との性交渉、喫煙、免疫不全状態などがあるとリスクが高まることが知られています。

宮沢　HPVに感染しないためにはコンドームを着ければいいですし、子宮頸がんを早期に発見したければ定期検診を受ければいい。

鳥集　そもそも、子宮頸がんで亡くなる女性は年間約3000人で、30〜40代くらいから死者数は増えますが、その多くは高齢者です。日本人の女性は年間65万〜70万人ほど亡くなりますから、子宮頸がんで亡くなる確率は多くて0・5％ほど、200分の1の確率です。100人いたら99人以上は他の病気で亡くなります。

　もし子宮頸がんワクチンの死亡予防効果が100％だったとすると、該当年齢の日本人女性全員が打つことになれば3000人、効果が50％だったとしたら1500人の命を救えることになります。ですから、効果を強調する人は、何千人、10年で何万人もの命が救えるのだと言います。

　しかし、個人として考えた場合には、ほとんどの人は打っても打たなくても運命は変わらないのです。しかも、子宮頸がんで死ぬ運命ではなかったのに、わずかであったとしても、ワクチンのために健康被害に遭うリスクもあります。

　それに、そもそもとして子宮頸がんワクチンによって子宮頸がんが減ると報告されていますが、それによって「子宮頸がん死」が本当に減るのかどうかはまだわかっていませんし、子宮頸がん死が減ったとしても総死亡率（あらゆる要因による死亡）が減るかどうかもわかっていません。下手をすると子宮頸がん死予防効

果をワクチンの害が相殺して延命にはつながらなかったという結果が、数十年後に出ないとも限らないのです。

このように本当はわからないことだらけなのに、あたかも「効果があるに決まっている」「安全であるに決まっている」という思い込みで、接種を強力に推進しようとすることに強い違和感があるのです。有効だ、安全だと言うのであれば、本当は接種者と非接種者を何十年も追跡して、その人たちがどうなったかを科学的に検証する研究をしなくてはならないのに、そのような研究すら国内で行おうとしない。

今回のコロナもそうですが、リスクを過大に言い立てて、ワクチン接種に人々を誘導していく薬のセールスマンのようなやり方に医療界までが染まっている。

そのことに、私は憤りを感じています。

「接種しない選択」がなぜ尊重されないのか

宮沢　私は子宮頸がんワクチンに関しては、メリットもあるんだろうと漠然と思っていました。しかし、他のワクチンに比べて副反応が圧倒的に多いのは確かで、それに対処せずに「打て打て」とばかり言うのはやはりおかしい。実際に、日本

では副作用の少ない経口ワクチン（飲むワクチン）が研究されていました。効果が高ければ、そちらのほうに切り替えていくべきじゃないでしょうか。そもそも子宮頸がんワクチンは、どれくらいの防御効果があるのですか？

鳥集　スウェーデンでの研究では、接種者のほうが非接種者に比べて子宮頸がんの罹患率が4〜5割ほど低下したという結果が出ています。また、デンマークでの研究でも、20歳より前にワクチンを接種した場合には、子宮頸がんの予防に高い効果が得られたということになっています。しかし、これらの研究は10代〜20代を対象にしたもので、実際にがんが増えてくる中高年になったときに、子宮頸がん死亡率や総死亡率を減らせるかどうかはわかっていません。

宮沢　わからないんですよね、どの程度死ぬことを防げるのかは。

鳥集　だから私は、「打つことを強要するな。打たない選択も尊重しろ」と言いたいだけなんです。子宮頸がんが怖いから打ちたいという人は、打てばいいと思います。ですが、「子宮頸がんワクチンにメリットを感じない」「子宮頸がんで亡くなったとしても、それは自分の運命として受け入れる」と思える人は、無理して打たなくてもいい。でも、それを私が言うと「人の命を軽視している」とものすごく叩かれるわけです。

宮沢　それは本人の選択だと思います。子宮頸がんワクチンの副反応が問題になったとき、私が憤慨したのは、「子宮頸がんワクチンは安全です」と言い切ってしまう人がいたことなんです。ワクチンと接種後の体調不良の因果関係なんて、そんな簡単にわからないですよ。

鳥集　そもそも子宮頸がんワクチンも、予防するためにはIgA（粘膜の抗体）を上げなくてはいけませんよね。ですが、注射で体内に入れるので粘膜の抗体まで十分に誘導するためには、血中の抗体価をかなり上げなくてはいけない。そのために、アジュバント（免疫賦活剤）を使っている。それが強烈すぎて、副反応が強く出ている可能性もあります。だから、粘膜の抗体を誘導できる経口ワクチンのほうがいいのだと思います。

宮沢　そうです。

鳥集　しかも、先ほどの『子宮頸がんワクチン問題』で指摘されているのですが、MSDのガーダシルの治験は、実薬と生理食塩水とで比較しているのではなく、実薬と主成分を抜いたアジュバントとで比較しているんです。だから、アジュバントの安全性に問題があったとしても、この治験ではそれがわからない。

宮沢　なるほど。動物のワクチンでもアジュバントの安全性が問題になったこと

がありました。

マイナス面を議論しようとしなかったワクチン学会

鳥集 いずれにせよ、新しい医薬品ですから何か問題があるかもしれないと警戒してチェックするのは当然じゃないですか。とくにワクチンは病気の人ばかりではなく、原則的に健康な人に接種するわけですから、きわめて安全なものでなくてはならない。なのに、製薬会社は安全性や有効性に多少問題があっても、自社の利益のために一本でも多く売りたいんです。その資本の論理に抗して、本当に安全で有効かを厳しくチェックするのが、本来の研究者の役割だと私は思うのです。製薬会社と一緒になって、薬のセールスマンになってはいけない。

宮沢 そうそう。私も同じことを日本ワクチン学会で言ったのですが、ものすごいバッシングを受けました。だから私は学会を辞めたんです。私はワクチン否定論者ではないのです。ただ、ワクチンにはいいところもありますが、どうしても悪いところもある。悪いところがあるならそれを改善して、なくしていかなくてはいけない。だから、悪いところの議論もするべきなんです。

鳥集 もっともです。

宮沢 なのに、議論すらさせてくれないわけです。いや、議論になることもあるのですが、新しい問題点を提起すると総攻撃に遭う。とにかく1個ずつつやれというわけです。「今これが話題になっているから、この問題はしゃべってもいいけれど、新しい問題を今、提起するな」という感じなのです。これでは、安全なワクチンはできませんよ。

鳥集 ワクチン学会の幹部の人たちも、ワクチンメーカーからかなりお金をもらっていますよね。学会自体も協賛金を受け取っています。たとえば、現在（2022年6月末）の日本ワクチン学会の理事長である岡田賢司氏（福岡看護大学教授）は、2019年だけで約250万円の講演料や原稿料を製薬会社から受け取っています。最も多いのが子宮頸がんワクチンのメーカーである製薬会社MSDで約49万円、次がコロナワクチンのメーカーであるファイザーで約40万円です（Tansa×医療ガバナンス研究所「製薬マネーデータベース」より）。

宮沢 学会ではまともな議論ができないので私たちは研究会のようなものをつくって、独自で内輪の議論をしていたんです。それをもっと大きくやりたい。しかし、製薬会社からお金をもらったら自由な議論が絶対にできない。だから、無料の集会室を使うなどして1回1000円ほどの参加費をもらい、手弁当でやって

いました。どこぞの学会みたいにホテルなんて借りられないですよ。

お金をもらっている製薬会社の悪口は言えない

鳥集　別に学会なんて必ずしも豪華なホテルでやる必要はないわけじゃないですか。大学の教室を使って議論すればいいだけなのに、と思います。

宮沢　それなのに、なぜかホテルの豪華な会場で懇親会をやったりするわけです。そんな宴会いらないだろうと思うのですが。

鳥集　通路の両側に製薬会社や医療機器メーカーのブースが出ていて、そこを通っていかないと学術集会の会場にたどり着けないという状況自体がおかしいではないですか。もう医学界全体が麻痺しているとしか思えません。

宮沢　逆に酔っているんですよ。

鳥集　そうですよね。そこでお聞きしたいんですが、どうして宮沢先生は製薬会社からお金をもらったり、製薬会社の都合のいいことを言ったりする人にならなかったのですか。

宮沢　一応、私も動物のワクチン会社から研究費をもらっています。それでも製薬会社に都合のいいことは言わないでおこうというマインドを

もっているのはなぜですか。

宮沢　いやいや、私もね、お金をもらっている製薬会社の悪口なんか言えないですよ。無理です。

鳥集　とても正直な告白ですね。

宮沢　普段からお世話になっているところには、やっぱり甘くなります。しかし、企業に対しては「いいものをつくっていきましょうよ」と言っています。お金をもらっていて、ごめんなさいね。

鳥集　いえいえ。

研究者が製薬マネーに頼らざるを得ない事情

宮沢　国からの研究費だけでは、少し足りないのです。私なんか経費の使い方で問題を指摘されて、ペナルティ食らってしまったでしょう。だから余計に、お金が恒常的に足りない。人も雇わなくてはいけない。

鳥集　秘書さんとか。

宮沢　秘書さん、絶対必要なんですよ。研究と並行しながらの会計管理なんて、私にはできません。ちょっとミスるとまた指摘されるので、きちんと会計ができる

人を雇いたいんですが、そのお金も必要です。それに、物が壊れたときに修理代が出ない。たとえば農林水産省の補助金で1000万円の実験装置を買ったとします。それが壊れたら修理費に200万円ほど必要になったりします。実験装置の修理代って、結構かかるんですよ。だけど農水省のお金はもうない。だから、文部科学省の補助金を使いたいと思う。でも、使えなかったんです。

鳥集　農水省からもらった補助金じゃないと、修理できないということですか。

宮沢　建前上は大学のお金で修理してくださいと言われる。しかし、大学からもらうお金は私の場合、年間150万円ぐらいしかありません。そうなると200万円の修理代をどうやって捻出するのか。直せなければ、実験できません。大学は「寄付金を集めてこい」と言うわけです。そうなると、頼りになるのは製薬会社なわけです。

＊11　私なんか経費の使い方で問題を指摘されて、ペナルティ食らってしまった……帯広畜産大学獣医学研究科在籍時に、不適切な会計処理を行ったとして処分を受けた。1年間の調査により私的流用がないことは認められたが、4年間（実質的には4年半）、国からの研究費獲得資格のすべてを喪失した。

鳥集 そこがすごく大きな問題点。

宮沢 国からのお金をきちんともらえたら、製薬会社に頼らなくてもいいのですが、頼らざるを得ないんです。たとえば、どこかの大学に移籍して引っ越すことになったとします。引っ越し代がどこからも出ないんですよ。ラボ（研究室）の引っ越しは、100万〜200万円ぐらいかかるんです。受け入れ先の大学も出してくれない。自分で都合するとなったら、寄付を集めるしかない。寄付をくれるところといったら医学・生物学系の研究者には、製薬会社しかないんです。そ れでもまだ幸せですよ、製薬会社とつながっているから。理学部なんかは、もっと悲惨じゃないですか。

鳥集 そうでしょうね。

宮沢 どうするのって話ですよね。私たちは製薬会社からお金をもらわないと、研究室を維持できないんです。

国立大学の窮状

鳥集 さらに、国立大学は2004年4月から独立行政法人化しました。そのために、独立採算を求められるようになった大学は、国からの運営費交付金*12をどん

宮沢　そうなんです。私立大学の研究者はまだ恵まれているようですが、国立大学はどんどん運営費交付金を減らされています。帯広畜産大で助教授をやっていた時は、大学がくれたお金は確か年間30万円だったと思います。そのうち半分を図書館の経費として取られたんです。だから残り15万円です。それなのに、実習をやるためにいろいろな機材や試薬を買わなければいけない。それに数十万円ほどかかりました。たとえば授業をするとき、プリントを配らなくてはいけない。でも、プリント代も出ない。

鳥集　それは、今もですか。

宮沢　今はもっとひどいんじゃないですかね。だから授業や実習をするときも研究費を削って捻出していたわけです。本当はいけないことですよ、目的外使用ですから。でも今、そういう状況になっているわけですよ。何かとお金がないんです。

どん減らされて、自分自身で稼ぎを増やさなくてはならなくなった。

＊12　運営費交付金……大学の収入不足を補うために国が出している補助金のことで、大学の人件費や研究費に使われている。

す。

鳥集 だから製薬会社に頼らざるを得ない。

宮沢 製薬会社以外もあるのかもしれないですが、私たちが一番手っ取り早いのは製薬会社です。私の場合、動物の。

鳥集 そういうことになるわけですね。

製薬マネーの呪縛

宮沢 あとは、たとえば消毒薬やウイルス不活化装置の会社。全然効かないような製品もありますよ。

鳥集 そのような企業からお金をもらったら、彼らにいい結果を出してあげようかな、みたいな気持ちになりますか。

宮沢 それを企業側がすごく言ってくるわけです。私は受託研究をするときに、「いい結果が出なかったら正直に言いますよ。それでいいのなら受けますが、いいんですか」と聞きます。それで企業側は「お願いします」と言う。いざ実験すると、いい結果が出ないこともあるわけです。「(いい結果が)出ませんでした」と言うと企業側は、「いや、なんとかなりませんか」と言ってくる。そのやり取りが

鳥集　でも、お金を出す側の企業からしたら、やはり京大の先生のお墨付きが欲しいとなりますよね。

宮沢　それで、もう無理くりに、嘘をつかない範囲でいい結果を出したとするじゃないですか。本当に無理くりなので、社内の文書だったらいいのですが宣伝には絶対に使わないでくださいと言ってデータを渡します。でも、「すみません。パンフレットに某国立大学研究所によると、と載せてもいいですか」と、いろいろ言われるわけです。「いや、勘弁してください」と断るのですが、「おたくの商品、他のメーカーに負けていますよ」ということもあるわけです。そうしたときにどうするものかと……。いいデータだったらいいのですが、「いい結果が出ません」と言ってみたら、半年から1年以上かかったりする。それで「いい結果が出ません」と言っているのに、納得してくれないんです。

永遠に続くのです。企業側は「いや、もうちょっと実験条件を変えてなんとかしてくれませんか」と食い下がってきます。それをやり続けたら、私たちは割に合わないですよ。たとえば、ちょこっとやればできるかなと思って30万円で請け負ったほうが、お金をたくさんもらえるわけですよね。逆に言えば、平気で相手が求めるような結果をどんどん出していったほう

宮沢 そんなことをやれば信頼を失います。だから正直に言うと、私は企業からあまりお金をもらいたくないんです。でも、それがないと研究をやっていけない部分があるから致し方ない。寄附金だけくれて何も口を出さない、有り難い企業もありますけどね。

研究費が付く分野に研究者たちは群がる

鳥集 私も『新薬の罠』という本に書きましたが、医学部には製薬会社から研究費だけでなく、奨学寄附金というお金も入っています。本来は、目的を限定せずに資金を提供する純粋な寄付であるはずなんですが、現実的には有望な診療科を対象にした「ひも付き」のお金です。

たとえば、10年ほど前は降圧薬（高血圧治療薬）や脂質異常症治療薬（コレステロールを下げる薬）などの新薬が続々と出て、なかには年間数百億円から100億円を超える売り上げを出していたものもありました。こうした薬を業界では「ブロックバスター」と言います。なのでそのような病気を扱う診療科、たとえば循環器内科や腎臓内分泌内科などに奨学寄附金が集まっていたんです。東大病院や阪大病院の場合、1つの診療科で年間に数千万円から1億円近く集まって

いたところもありました。

ところが最近、ある神経内科のお医者さんに聞いた話ですが、降圧薬や脂質異常症治療薬は新薬がしばらく出ていなくて、今は神経内科がホットなんだそうです。とくに、新薬が続々と出ているパーキンソン病の研究にお金が集まっている。これまで神経内科の世界では認知症の専門家として有名だった教授が、知らぬ間にパーキンソン病の専門になっているというんです。

宮沢　お金によって変わるんですね。

鳥集　そうなんです。認知症治療薬はドネペジル（商品名・アリセプト）以降、何種類か新薬が出ましたが、だいたい出揃いました。アデュカヌマブという新薬も期待されましたが、臨床試験でいい結果が出なかった。そうなると、パーキンソン病がホットだからということで、そちらに研究分野を変えていく。そういうことが現実として起こっているというのです。いったい何のために大学の研究はあるのか、と思います。

ウイルス学の研究分野にも「流行」が

宮沢　ウイルス学なんて最たるものですよ。年ごとに「お題」が変わるんです。今

年はインフルエンザ、今年はジカウイルスみたいな感じで、今はコロナウイルスです。もっとさかのぼると、エイズが話題になっていっぺんにひっくり返ったわけです。エイズを研究していた留学組が続々と日本に帰ってきて、みんな教授になりました。それまでヘルペスウイルスや麻疹ウイルスなど、さまざまなウイルス研究者が群雄割拠していたのですが、一気にエイズばかりになってしまった。

鳥集 もともとは、大学によって得意とする分野が違ったんですね。

宮沢 そうだったんですが、エイズウイルスが出たら、エイズウイルスをやらないヤツは人間じゃないみたいな感じになり、多くの人々がエイズに参入してきた。名だたる大学が全部エイズ、エイズ、エイズ……。まるでオセロをひっくり返すみたいに。『Nature』や『Science』に論文を一発出せば、30代で教授という人もいました。

鳥集 そこにお金が集まるという事情があったわけですね。

宮沢 そうです。昔からそうなのですが、今も厚生労働省はなぜか特定の数個のウイルスにしかお金を出さない。だから、私はそんなことをしていたらダメだと言っているんですが。新興感染症というのは無防備なところからやってくるわけですから、広く浅く研究しなくてはいけません。もちろん、集中しなくてはいけ

鳥集　ないところは集中すべきだと思うのですが、基本姿勢として広く浅くやらなくてはいけないのに、今はすべてが選択と集中になってしまったんです。文科省も厚労省も。厚労省なんて今はコロナ一色じゃないですか。その研究のメインストリームがコロコロ変わる。そのたびに研究者がどっと流れていくんです。

宮沢　麻疹を研究していると言っていたのに、いつの間にかコロナの専門家になっていたみたいな。

鳥集　エイズの研究をしていたと思ったら、今度はC型肝炎をやったり、インフルエンザをやったり。

宮沢　そんなコロコロと専門を変えられるものなのですか。

鳥集　変えられないし、研究者は変えたくないんです。

宮沢　そうですよね、本当は。

鳥集　やはり深く研究したいじゃないですか。ですが、お題がコロコロ変わるんです。今はそのサイクルが短くなってきたかな。西ナイル熱が急に重要視されたと思ったら、次はデング熱とかジカ熱とか、コロコロ変わるんですよ。

宮沢　それで今はコロナが一番ホットで、そこに研究費がいっぱい付くと。

コロナバブルを終わらせたくない人々

宮沢　実名は出せないですが、この前もある研究者がコロナの不安を煽っています。した。東京のウイルスに変異株が混じっていたぞと。その研究者の専門はもともとエイズだった。ところがエイズはすでに斜陽です。日本の有力な大学の医学部ではエイズ研究者が教授になることが多かったんですが、次の教授はエイズ以外になる。なぜなら、エイズは治療法がほぼ確立されたからです。

鳥集　たしか、4つぐらい薬を飲むことで発症が抑えられるようになったんですよね。

宮沢　そうです。発症を抑えられるようになって、エイズ研究者はもうやることがなくなった。そのため、今、抗エイズ薬を飲んだときに腸内フローラがどう変わるかという研究をやっていたりするんです。腸内フローラですよ。腸内フローラが変害すると言っても、エイズウイルス（HIV）感染者ですよ。腸内フローラが変わることよりも、命のほうが大事でしょ。腸内フローラの遺伝子の網羅的解析をやれば、今は簡単にデータが出るからやっているんだと思いますが、もうエイズの研究としては本質的ではない。だけど、いまだにウイルス学のトップはエイズ研究者が牛耳っているわけです。でも、これも10年ぐらいしたら消えると思いま

す。

エイズの後はインフルエンザなどがあって今はコロナにザーッと人が流れているんですが、われわれは冷ややかに見ているわけです。コロナなんて2〜3年で終わりますよ。しかも、病原性が低くなって、オミクロン株なんてやることなんてないんじゃないかと思うのですが、彼らは終わらせたくないんです。今、コロナバブルですから。一度、研究対象を移してしまうと、それをずっと続けたくなるわけです。そして、ずっとお金が下り続けてほしい。だから、コロナが怖いと言い募る研究者は、お金が欲しい "煽り屋" なんだと思っています。

鳥集　コロナが怖くないと困るわけですよね。なくなってしまうから。

宮沢　そうです。ウイルス研究者たちを見ていると、この人も、あの人もコロナに寝返ったと思うわけです。失礼な言い方かもしれませんが、にわかコロナ研究者がブワーッと雨後のたけのこのように湧いています。新型コロナで大したことない論文でも『Nature』や『Science』に掲載される。コロナが怖い、ワクチンが素晴らしいと書けば、比較的簡単に載るわけです。それで彼らは昇進していく。早晩、コロナ研究者の昇進ラッシュが起こるでしょう。今もすでに起こりつつあります。

論文を掲載するにもお金が必要

鳥集 『Nature』や『Science』は基礎系の医学生物学専門誌です。臨床系では『The New England Journal of Medicine』『The Lancet』『BMJ (The British Medical Journal)』『JAMA (The Journal of the American Medical Association)』が有名です。

こうしたインパクトファクターの高い専門誌に論文が載ると、その研究者は業績評価がアップする。インパクトファクターとは、その専門誌に掲載された論文が何回、他の論文に引用されたかを数値化したもので、それが研究者の評価指標にも使われています。でも、インパクトファクターの高い雑誌といっても、スポンサーとなる製薬会社の資金にかなり依存していると言われていますよね。

宮沢 そうです。だからコロナを煽る記事が『Nature』に載るんじゃないですか。

鳥集 論文を載せるだけでもすごいお金がいるんですよね。

宮沢 『Nature』だと1本1万1390ドル（日本円で約153万円〔1ドル＝135円で計算〕。2022年7月11日現在）かかります。

鳥集 その論文掲載料も、製薬会社からお金をもらわないと出すのがなかなか難しいですよね。

宮沢　国からならば、大型予算をとらないと無理です。国からのお金がとれなければ企業からのお金に頼らざるを得ません。とにかく1回動き始めたらしばらく続きますよ。お金をもらっているところはバブル状態になっています。コロナバブルを終わらせたくない人もいるのです。

鳥集　それに、コロナは大したことがないとか、このワクチンは危ないといった研究は、政府や製薬会社に盾突くことになるわけですよね。そうすると、やはり研究費が下りにくくなるのでしょうか。

宮沢　そういうこともあります。インフルエンザでも煽るじゃないですか。高病原性鳥インフルエンザ*13が怖いと。でも、それほど脅威ではないということは専門家であれば知っているんです。良識ある専門家はそんなバカ騒ぎはやめましょうと言っています。しかし、一部の専門家は脅威ではないことを知っているのに黙ったまま。お金が何億と来ているわけですから。

＊13　高病原性鳥インフルエンザ……感染した鳥が高確率で死んでしまう毒性の強い鳥インフルエンザのこと。WHOの報告ではまれに人間にも感染するとされるが、日本では1例も存在しない（2022年7月現在）。

鳥集　黙っていたほうが得なんですね。

宮沢　そうですね。得をしている人は絶対に流れを止めません。一部の勝ち組の専門家たちはコロナの本質を知っているのにお金が入るから黙っている。自分たちからは終わらせないわけです。そして、手下に煽らせる。煽った手下たちをどんどん出世させていくわけです。

鳥集　ワクチン接種を推進した人たちもそうですが、コロナの不安を煽った人たちもどんどん出世している現実があるわけです。

宮沢　あります。それに若い人たちも出世したい。なぜかというと、教授に出世しないと身分や収入が不安定だからです。

教授になれるなら魂も売る!?

鳥集　ポスドク（博士号を取った後に就く、期限付きの研究職）の人たちは大変らしいですね。期限付きで身分や収入が不安定なうえに、正規の研究職のポジションが少なくて争奪戦になる。

宮沢　准教授も5年が期限というところがあるので、教授に早く上がりたいんです。上がれるものなら上がりたいと思っているので、魂を売っていますよ。私は

　それを全部非難することができない。やっぱり気持ちはわかります。結婚して子どもが生まれたりすれば、家族を養っていかないといけないですからね。今は本当に研究者たちの立場と収入が不安定なんですよ。

鳥集　せっかく努力して立派な学歴を手に入れたのに。

宮沢　本当は研究者として脂がのっている30代、40代に安心して研究に取り組めるようアカデミズムの構造を変えていかなくてはならないのです。でも、今は安心できない。研究資金をずっと獲得し続けなければいけないし、常にいい論文というか、要はインパクトファクターが高い専門誌への掲載を狙っていかなくてはならない。そのために、時々すごく無理をしなくてはいけないんです。論文を載せるために。極端に言えばぎりぎりのウソに近いこともやらなきゃいけない。もっと極端なことを言えば、『Nature』に載った論文があとでウソとわかっても、もう勝ちなんです。はっきり言って、ウソ論文でも上がってしまえば、もう勝ちなんです。教授に上がってしまえばもう勝ちなんです。そういう人もいることは確かです。

鳥集　それがコロナ騒動が終わらない一つの要因になっている。

宮沢　そう思いますね。本当だったら私みたいな人が他にも出てきて、「コロナ、バカ騒ぎしすぎですよ」と、どんどん言わなくてはいけない。

鳥集　本当ですよね。それこそ社会が専門家に期待する役割だと思います。

宮沢　私がこうして言えるのも、ハブ（村八分）にされているからですよ。学会から村八分にされて、コロナのおこぼれがもらえないから言えるのです。おこぼれをもらってしまったら、言えませんよ。たとえば5年間で2000万円の研究費をもらったら、5年間は何も言えません。

鳥集　たとえば今、宮沢先生は准教授ですけど、どこかの大学の教授にしてやるから黙っとけ、みたいなことはないんですか。

宮沢　たまに言われます。「宮沢、バカだな」と。iPS細胞のときもそうでした。「iPS細胞は安全だと言い切れば、お前、研究費もとれるのに」と。でも、嫌なんです、そんなことを言うのは。捕まってしまうかもしれないから、嫌ですよ。それは私の生きてきた歴史を見てくださいと。ずっと不正と戦ってきたことが私の歴史なのに、寝返るというか、お金に目がくらむ、出世に目がくらむなどということは、私のポリシーとしてできません。

正義感はたいていの場合、悲惨な結果に終わる

鳥集　それはやはり、宮沢さんの恩師の影響があるのでしょうか。

宮沢　いや、それはないです。私が農水省と戦っている時、恩師から「宮沢は才能あるんだから、やめたほうがいい。お前はまだ若いし」と言われました。私にも、すごく才能のある教え子たちがいるんです。もし彼らが正義感を発揮して不正と戦い出したならば、私は「今はやめておけ」と言って止めると思います。

鳥集　宮沢先生の本（『ウイルス学者の責任』PHP新書）を読むと、試薬会社の不正と戦ったり、裁判に協力したりしていますよね。そういうことは研究者としての出世という面から見ると一つの得にもならないですよね。

宮沢　マイナスです。マイナス以外の何ものでもないですよ。

鳥集　それでもやってしまう。言い方がいいのかどうかわからないですけども。

宮沢　妙な正義感が出てきてしまうんです。妙な正義感というのは、たいていの場合、悲惨な結果に終わるんですよ（笑）。

鳥集　今回も悲惨な結果に終わりそうな予感がしますか（笑）。

宮沢　いろいろと戦うのですが、過去には負けてしまい、しかも自分自身が経理で不正（正確には不適切経理）があったとされて研究費停止処分も受けている。私は不正に対しては戦うことが正義だと思っていたわけです。ですが、正義を振りかざすと、とんでもないことが起こるということを学びました。

鳥集　なんでそうなるのですか。根本の要因はなんなのでしょう。

宮沢　正直、わかりません。ただ、正義感を振りかざされると迷惑に思う人がいるのは事実でしょう。あとは悪を恨む心が、逆に自分に作用するのかもしれません。あまり憤らないほうがよいのでしょう。心の健康のためにも。

ガンマレトロウイルス不正隠蔽事件

宮沢　XMRV（異種指向性マウス白血病ウイルス）のときもそうでした。ものすごい論争が起きたのですが、最後は私たちが終止符を打ってしまったんです。

鳥集　XMRVとは？

宮沢　私の本（『ウイルス学者の責任』）にも書いてあるのですが、ヒトの前立腺がんでXMRVというガンマレトロウイルスが見つかった。私は「やったー！すごい」と思ったわけです。なぜなら、私たちは動物のレトロウイルスの研究をすごくやってきて、ネコの白血病や免疫不全を引き起こすネコ白血病ウイルスをはじめとするガンマレトロウイルスも得意としてきたからです。

それまで、ヒトにはガンマレトロウイルスは見つからなかった。みんなから「何をやっているの？」とか聞かれて、「ネコの白血病をやっています」と言っても動

物のことなのであまりよく理解されなかった。ネコではすごく重要だからやっていたのですが。それが、ヒトでガンマレトロウイルスが出てきたならば、私たちがいきなりトップに行けるわけです。ついに出たと思いました。

鳥集　前立腺がんが実はガンマレトロウイルスが原因だったとなると、ヒトのことだから一気に注目を浴びるわけですね。

宮沢　そうです。「ついにわれわれの時代が来た」と思ったので参入しようと思ったのですが、前立腺のサンプルがなかなか手に入らず研究が進まなかった。そうこうしているうちに、今度はNIH（米国国立衛生研究所）傘下の関連組織であるNCI（米国国立がん研究所）とウィットモア・ピーターソン研究所（米国・ネバダ州）のグループが、XMRVが慢性疲労症候群の原因であると『Science』に論文を発表したのです。前立腺がん患者だけでなく健常人の血液からも低頻度ながらXMRVが検出されたと報告され、世界中で大騒ぎになりました。慢性疲労症候群は日本ではそれほど問題になっていませんが、世界ではすごく問題になっている。患者さんはだるくて動けなくて、本当に大変な病気です。

われわれもいざ、輸血用血液にXMRVが含まれていないかを調べようと思ったのですが、日赤からそれを調べることはダメだと言われた。もし検出されたら

どうするんだと。間接的に免疫の状態を調べる抗体検査ならいいが、遺伝子を直接調べるDNAの検査はやめてくれと。抗体ならまだ言い逃れができるけれど、DNA検査で検出されたら言い逃れができないというわけです。結局、日赤の輸血用血液を調べる道が断たれたのですが、志の高い病院の人や大学の研究者、血液センターの人が数人集まって、前立腺がん患者、慢性疲労症候群の患者の血液を集めて調べたのです。ところが、陰性対照の検体が多数陽性になってしまうので集めて調べたのです。ところが、陰性対照の検体が多数陽性になってしまうので集めて調べたのです。何が原因なのかよりつっこんで調べてみると、なんと驚くべきことに、試薬にXMRVのRNAが混入していたことがわかったんです。

鳥集 そうでした。本に書いてありましたね。

宮沢 それを私たちが発見してしまった。これは事故だと。私たちはNCIに知らせたんです。するとNCIは、実は試薬にXMRVのRNAが混入していたことを2年前から知っていたというのです。つまり、事故であることを知っていながらずっと黙っていたわけです。世界中が大騒ぎしていたんですよ。ある国では、輸血が危ないとなって一部の献血も止まった。それなのに、彼らはその騒ぎを止めようとしなかった。何かに忖度していたのか、それとも自作自演で騒ぎをずっと起こしたかったのか、よくわからないんですが。

鳥集　試薬会社を守るということも。

宮沢　あったかもしれません。世界大手の試薬会社と私が喧嘩になった。すごく怖かったですよ。

鳥集　本に書いてありましたね。

宮沢　それを、私たちはヨーロッパのチームと一緒に暴いたんです。するとNCI内部から、もっと詳しい内情を暴いた研究結果が出てきた。悔しいなと思って……。私たちが暴いても『Science』には載らないのに、彼らの自作自演の種明かしをした論文は『Science』に載る。マッチポンプかよ、と思ったのですが、そういうことをやるわけです。そうすると急速にXMRVの研究がシューッと消えていった。XMRVの研究をやっていた人たちは、焦りますよね。

いずれにせよ一度研究を始めたら、それが終わってしまうと困るわけです。コロナも今のうちなんです。ものすごいスピードで、低いレベルの論文も乱発されています。コロナが終わると困るから、出世するためにもとにかくこの騒動を続けたい。

鳥集　そうすると、煽るしかなくなるということなんですね。

宮沢　そうだと思うんですけどね、私は。

哲学なき科学は暴走する

鳥集　私たちが大学や研究機関に何を期待しているかというと、真実を追求する場であってほしいわけです。真実はお金や権力に対する忖度で歪められてはならない。それに40〜50年前までは大学の自治が尊重されていて、研究や言論に対する国からの介入を許さないと、良心的な教授陣や学生たちが猛烈に反発していましたよね。

宮沢　そうそう。

鳥集　学生運動が盛んだった1960年代、70年代はそれが常識だったんです。私たちが学生だった80年代も、キャンパスにはその雰囲気がまだ残っていました。

宮沢　そのとおりです。

鳥集　ですが、いつの間にかそれがなくなってしまった。

宮沢　不思議なんです。私たちは大学は、国が暴走したときの最後の砦であると学びました。それに、産学連携や産官学連携も嫌がっていたんです。お金や権力で大学の自治を奪うのかと。ところがMIT（マサチューセッツ工科大学）など

米国の大学が産官学連携を始めて、企業と政府と大学が連携することは素晴らしいという考えが広がった。

鳥集　今ではもう大学で産官学連携をおかしいなんて言う人は、一人もいなくなったんじゃないですか。

宮沢　いないですよ。私は1984年に大学に入ったんですが、当時は「科学には哲学が必要だ」と多くの人は言っていたんですよ。

鳥集　私も今回のコロナ騒ぎで、いかに科学に哲学や倫理学が必要か痛感しました。人間や社会に対する理解の浅い理系の研究者だけに任せていたら、トンデモないことになるのが、今回、よくわかったのではないでしょうか。

宮沢　倫理もなくなってしまったんですよ。ぶっ飛んじゃったんですよ。

鳥集　今回のmRNAワクチンもそうです。集団免疫を達成するために、7割とか8割の人が打たなくてはいけないと言われました。そのために、同調圧力やパワハラのようなことをして、実質的に接種を強要したわけじゃないですか。とくに公衆衛生を重視する人たちは、とにかく「つべこべ言わずにどんどん打て」と言うわけです。

　しかし、それには非常に大きな問題があります。もしワクチンが有効で、公衆

衛生のために必要だったとしても、嫌がる人にまで体に異物を入れることが許されるのでしょうか。それを拒否する人に不利益を被らせたり、非難するようなことをしていいのでしょうか。社会の成員全員に何かをするよう求める公衆衛生は、全体主義との親和性が非常に強いわけです。だからこそ、哲学、倫理学、宗教学、法学、歴史学、社会学、経済学といった人文科学系の人たちを含めて、深い深い議論を経たうえで、本当にこれが妥当なことなのか、多くの人が納得する結論を出さなくてはならないと思います。

宮沢 そうです。そのとおりだと思います。

鳥集 コロナの感染対策、ワクチン接種には、そのプロセスがまったくありません。しかも、人権を守る砦であるはずの法律学者も含めて、人文科学者たちは今回のワクチンに関してほとんど何も言わない。なんなんでしょうか、これは。

宮沢 こんな新しいテクノロジーの人体実験のようなことを、一気にやっていいのですかと問わなくてはいけない。そもそも今回のコロナ騒動ですが、敵はコロナウイルスだけじゃない。政治、メガファーマ、マスコミ、社会構造など、いろいろな要因が複合的に関係しているわけです。それなのに、私が鳥集さんと対談すると、「なんで宮沢は医者と議論をしないんだ」と言ってくる人がいるわけで

す。問題は医学だけでは済まないんですよ。

鳥集　このコロナ騒ぎは、全体主義と戦っているんだと私は思っています。

宮沢　そうそう。いろんなものの複合でこんな変なことが起こっているので、実は医学の問題だけじゃないんだよと私は言いたいのです。宗教の問題も入ってきますから、私は宗教人ともお話ししたい。われわれの死生観はどうなったのかと。

鳥集　おっしゃるとおりだと思います。

第三章　マスコミの大罪

「ワクチンの話はしないでください」

鳥集 宮沢先生とマスコミの問題についても話したいと思います。テレビに出演するとき、*1「これは言うな」「あれは言うな」と事前に言ってくる番組があるとシンポジウムでお話しされていましたよね。

宮沢 そうですね。「ワクチンの話はしないでください」と、あからさまに言われたことがあります。あるいは「子どもの接種についての反対意見は言ってもいいですが、妊婦へのワクチンの話は絶対にしないでください」「3回目接種は絶対にダメと言わないでください」と言われたこともあります。

鳥集 そう言われたら、そのとおりにするか、テレビ出演を断るしかないです。

宮沢 そういうことです。最初の頃は本当に難しくて、ワクチンについてどう思われますかと聞かれると、「私はコンセプトに納得していません」と答えていたんです。「私だったら、もっといいワクチンをつくります」と発言すると、みなさん

「えー!」と驚くわけですよ。

スパイクタンパクを狙うのだったら、血中のIgG抗体はADE(抗体依存性増強)を起こして悪さをするおそれがあるから、粘膜のIgA抗体を誘導しないとダメ。だとしたら経鼻ワクチンですよね、とか。あるいは、mRNAワクチン

をつくるならスパイクタンパクを狙わずに、理論的にADEを起こさないNタンパク（ウイルスのゲノムRNAを取り囲むタンパク質）やポリメラーゼ（ウイルスのRNA複製に必要な酵素）を狙います、とか。そんな話をするんですが。

鳥集　テレビの人に、そのような話が通じていると思いますか？

宮沢　通じていないですよね、おそらく。だから私は、「このワクチンに納得していません」「コンセプトが間違っていると思います」などと言って、はぐらかしていたんです。本当は、「このワクチンは、ダメだ」とはっきり言いたかったのですが、当時はそういう雰囲気ではなかったんです。

鳥集　たしかに、まだワクチンの被害が顕在化していない段階では、そういうことは言いにくいですよね。

宮沢　ギリギリで私は抵抗したんです。番組で何か聞かれると、「リスクとベネフ

＊1　シンポジウム……2021年から、鳥集氏も発起人の一人を務める「コロナ前の暮らしを取り戻そう！　市民の会」がシンポジウムを主催。医師、識者、弁護士などを呼んで、コロナの感染対策やワクチンの問題についてディスカッションを行っている。宮沢氏もパネリストとして参加。

イットを考えたら、おのずと答えは出ますよね」と、一生懸命に遠回しで言っていました。リスクが低い人は接種しなくていいでしょうという意味でしたが、伝わりませんでした。

鳥集 私も2021年の夏頃、ある放送局のディレクターから、ぜひ番組に出てほしいと言われたんです。どういう内容かというと、「若者の接種率がまだ上がってないから、若者に打ってもらうためにはどうすればいいかという話をしてほしい」と。私が、「いやいや、厚生労働省の副反応疑い報告の数字を見ると、20代はワクチン接種後に死亡したと報告された件数が、このまま接種が進んだらワクチン感染死と同数くらいになりそうなペースで増えていますよ。ベネフィットがリスクを上回っているとは、とてもじゃないが言えない状況なのに、若者に打ちましょうという話はおかしい」と言うと、「いったん、保留にさせてください」とディレクターが電話を切ったんです。

しばらくして電話がかかってきて、「今回の出演の話はなかったことに」と言われました。しばらくして放送された番組を見たら、別の医療ジャーナリストが出演していて、その番組のストーリーに合うような話をしていた。初めから台本どおりに発言するよう決まっているんですよね。

宮沢　そうそう。

政府の情報を垂れ流しているだけ

鳥集　テレビや新聞がワクチン推進に加担した要因の一つに、製薬会社が大きなスポンサーになっていることがあるかもしれません。子宮頸がんワクチンのメーカーは、専門家にワクチンの有用性を語らせる広告を全国紙に何度も出していました。また、専門家からなるワクチン推進団体に巨額の資金提供をしていることも情報公開によって明らかになりました。

今回のコロナワクチンも、テレビには感染症予防やワクチン関連の政府広報がバンバン流れています。新聞には感染症専門医である忽那賢志医師（大阪大学大学院医学系研究科感染制御学教授）がワクチン接種を勧める政府広報やファイザーの広告にも起用されていました。ただし、それ以外にファイザーのCM出稿が増えたということはありませんし、接種推進の旗振り役となった医師や団体に資金が提供されているのかどうかもわかりません。もしかしたら、広告代理店などを迂回して、表からは見えないお金が流れているのかもしれないですが、うまくつ

かめないんです。でも、マスコミには何か不透明な力が働いているような気がしてなりません。

拙著『医療ムラの不都合な真実』にも書きましたが、ワクチン後遺症の映画[*2]も、各地で草の根の上映会が開かれました。事務局によると、2022年6月までに全国60カ所で上映会が開催されたそうです。宮沢先生もいろんなところに呼ばれて講演に行かれていましたが、このワクチンにおかしいと声を上げる人たちの活動は、私たちから見ると一つの大きなムーブメントになったと思うんです。

このように、たくさんの市民がコロナワクチンの問題を知ってほしいと動いているのに、大手のテレビ局や新聞社はまったく取材に来ないですよね。宮沢先生のところには、大手メディアの取材は来ましたか？

宮沢 サンテレビぐらいです。

鳥集 いつもだったら、読売新聞や朝日新聞が取り上げてくれてよさそうなテーマなのに、全然、取材に来ない。そのこと自体が大きな問題だと思っています。宮沢先生も「そこまで言って委員会ＮＰ」[*3]（読売テレビ系）に出演された時に、このワクチンのことを怒っていたじゃないですか。私も先生のおっしゃるとおりだと思いますよ。

宮沢　あの時は番組で「子どもにワクチン打て」「心疾患があっても打て」という内容のVTRが流れた。そんなバカな！となるわけです。VTRを読売テレビが制作して、スタジオでは私の隣の席に読売新聞の論説委員がいるわけです。それは怒りますよ。その論説委員が、「私は小さな頃から、ジャーナリストになりたかった」と宣う。はぁ？　と思いましたね。それがジャーナリストなのかと。ただ政府からの情報を垂れ流しているだけじゃないかと。

鳥集　本当にそうですよね。

宮沢　そんなのはジャーナリストじゃないです。今、新聞は、どれも記者クラブの情報の垂れ流しじゃないですか。

＊2　ワクチン後遺症の映画……『記録映像 ワクチン後遺症』のこと。2021年12月25日にグランキューブ大阪で約1000人の市民が集まり開催されたシンポジウム「新型コロナワクチンを考える」の記録映像。宮沢氏、鳥集氏、長尾和宏医師、弁護士で元国会議員の青山まさゆき氏、泉大津市長の南出賢一氏などが出演している。

＊3　サンテレビ……兵庫県を放送対象地域としたテレビ局。ワクチン後遺症などコロナワクチンについて積極的に取材、情報発信している。

子宮頸がんワクチン推進派とメディアの遺恨

鳥集 子宮頸がんワクチンのときに、朝日新聞をはじめとするメディアが副反応の問題を大きく取り上げたために、厚労省が積極的な接種勧奨を一時中止してしまった。そのために救える命が救えなくなった、日本をワクチン後進国にしたマスコミの責任は重大だという論調が医療界の中にあって、各マスコミの幹部や記者たちは、ワクチン推進派医師たちに抗議を受けたのです。

そして、ワクチン接種後に起こる有害事象は、必ずしも因果関係があるとは限らない。ワクチンを打ったあとに交通事故に遭っても、有害事象として報告される。それをあたかもワクチンと関連があるかのように取り上げるのは非科学的であり、ワクチン行政を止めることになるからやめろと、相当にねじ込まれているはずなんです。

宮沢 そのことが今回の伏線になっていると思います。たしかに、ワクチン接種後の有害事象についての科学的な因果関係は証明されていないという彼らの言い分もわかるんですが、今回のコロナワクチンでも、ワクチン後遺症としか思えない健康被害を受けている人が明らかにいるわけです。接種する前は健康だったのに、接種後にワクチンと関連があるとしか思えない症状で、寝たきりになった人

もいます。それなのに、医師からは心の問題にされてしまったりする。

鳥集　そうなんです。それは子宮頸がんワクチンのときも同じだったんです。立てなくなった人やけいれんを起こした人を「クララ症候群*4」だと言って、精神的な病だと決めつける。もちろん、そのような人が絶対にいないとは言えませんが、全員が100％精神的な問題だと断定することなどできないはずです。

今回も、ワクチン接種後に健康を害して病院に行くと、医師から「精神的な問題ではないか」と言われた人がたくさんいます。「検査で異常が見つからないから」「mRNAワクチンの後遺症のエビデンスはないから」などの理由でそう言われたとのことですが、これまでmRNAワクチンの後遺症などなかったわけですから、わからないことが多いのは当然ではないですか。それに、胸が痛い、呼吸が苦しい、体がしんどい、まともに歩けない、頭痛やブレインフォグが治らないといった苦しい状態が半年、1年と続けば、誰だって心を病むと思います。

*4　クララ症候群……精神的な問題によって、声が出ない、立てない、歩けないといった症状が生じていると思われる状態のこと。アニメ『アルプスの少女ハイジ』で、クララという少女が本当は歩けるものの、歩けないはずだと思い込み、車いすで生活している姿に由来する。

宮沢　子宮頸がんワクチンは従来使われている組換えタンパクワクチンですから、わかっていることも多いですし、アジュバントが問題を起こした可能性も考えられます。ですが、今回のコロナワクチンは新規技術ですよ。だから、なおさら何が起こるかわからないのです。それなのに、マスコミがワクチンの不安を煽るような報道をすると接種が進まないから有害事象を報道してはいけないなんて、私はそんなことを言うべきではないと思う。

鳥集　それはマスコミの使命ですからね。国民の健康や命を損なうような問題が起こっているのではないかということを知らせて、政府や医学界に調査をさせるのが、社会の木鐸（ぼくたく）としてのマスコミの使命であって、それを躊躇してはいけないはずなんです。

宮沢　たくさんの情報や意見を集めて報道し、最終的には各人が接種するかどうかの判断をしたらいいのでしょうけれど、今回は完全に都合が悪い情報を抹殺しようとしていたじゃないですか。

鳥集　もし、コロナワクチンに関する不都合な情報を一方的に流すのがダメだというのなら、ワクチン推進派の権威と宮沢先生が対談するのを、そのまま流してもいいですよね。

宮沢　ある免疫学の先生とお話ししたのですが、彼はこのワクチンで不具合が起こる可能性があることは認識していました。しかし「エビデンス出るまで黙るべき」と私におっしゃるのです

鳥集　ですが、エビデンスが出る、つまり因果関係を認める論文が出るまで黙っていたら、どんどん被害が積み重なる可能性もあります。

宮沢　そうなんですよ。それは今回のワクチンに関しては無謀ですよ、とお話ししました。しかも、因果関係が証明されるまでダメとなったら、もしかしたら10年ぐらいかかるかもしれないわけです。それなのに、それまで発言してはダメとおっしゃった。とんでもないことです。

鳥集　その免疫学の先生も本当はわかってるんですよね。

宮沢　そうです。彼は知っているんですよ。「そうかもしれない」と。「でも、データが出ていないのだから、今は黙っていろ」と言うわけです。驚きましたね。

国はなぜワクチン接種者の追跡調査をしないのか

鳥集　ワクチン接種後の有害事象に関する因果関係も、本当は「前向き調査」をしないとわからないです。つまり、接種者と非接種者を最初に登録して、一定期

間後にコロナの陽性率、罹患率、死亡率などに違いが出るかどうかを両者で比較する必要があります。しかも、接種者と非接種者の属性（性、年齢、職業、健康状態等々）を偏りのないようにマッチングしないと科学的にフェアな調査にはなりません。

国内でやっていたのは、コロナ陽性になったと報告された人に、過去にワクチンを何回接種したかどうかを尋ねて、接種歴（2回接種、3回接種、未接種）別にコロナ陽性率や重症化率、死亡率などを算出する方法です。しかし、これだとコロナ陽性になった人のことしかわかりません。ワクチンの害で病気になった人や死亡した人がいたとしても、この方法では浮かび上がってきません。

過去にさかのぼって原因となり得る事象を調べる方法を「後ろ向き調査」というのですが、この「後ろ向き調査」だと、原因と結果の時系列が逆になるので因果関係がわからないのです。接種した人のほうが、症状があっても受診しないといった、結果を歪めてしまうバイアス（偏り）もあり、科学的な信頼性は高くありません。しかも2022年5月に、このコロナ陽性者の登録システム（HER－SYS）で、本当は接種した人が含まれているはずの接種歴未記入者を「未接種」に登録し、未接種者の陽性率が水増しされたデータを公表していた問題も発

覚し、政府は同年5月に接種歴データの取得をやめてしまいました。

ですから本来は、ワクチンの真の安全性や有効性を評価しようと思うなら、厚労省が中心となって前向き調査ができる登録制度をつくるか、住民基本台帳と接種歴をリンクさせて接種者と非接種者の死亡率を比較するような調査を行うべきなんです。

宮沢　そのとおりです。

鳥集　国が本気になったらできるはずですよね。でも、やらない。子宮頸がんワクチンのときもそうでした。なぜやらないのかと言えば、私はわざとやらないのだと思っています。ワクチンと有害事象の因果関係を曖昧なままにしていたほうが、ワクチンのせいなのかどうか永遠にわからないため、政府や医学界にとっても、そして製薬会社にとっても得なんです。それに因果関係を曖昧なままにしておけば、マスコミも有害事象のことを、自信をもって報じることができない。それも非常に問題だと思います。

「権威」にすがる医療メディア

鳥集　『医療ムラの不都合な真実』にも書きましたが、マスコミの人たちは結局、

大学教授など医学的権威のある人のコメントがあると安心なんです。自分で考える能力がないので、もしクレームが来ても「大学の先生がそう言っている」と、言い返すことができるからです。宮沢先生は「京都大学准教授」という肩書があるので、マスコミの人たちも話を聞いてくれるのだと思います。

ですが、権威のある大学教授だからといって、すべて正しいことを話しているとは限りませんよね。たとえばノーベル医学・生理学賞を受賞した京大の山中伸弥教授が、なぜかコロナについて情報発信を始めました。コロナワクチンについて動画で「発熱などの副反応が多くの人で起こりますが、数日で必ず治ります」と話しています（『【京都市公式】正しく知ろうワクチン接種〜若い世代の皆様へ〜』YouTube2021年9月28日投稿）。「数日で必ず治ります」と断定してしまうのは、明らかに間違っていますよね。ノーベル賞を取ったからといって、なんにでも詳しくて、正しいことを言うとは限らないのに、マスコミはそのような人の話を鵜呑みにしてしまう。

宮沢　私が准教授でいるのは、微妙にいい立ち位置なんでしょうかね。これが地方大学の教授だとダメだったのかもしれません。京大の准教授というのは、絶妙なポジションなんだろうなと思っています（笑）。

鳥集　手術のやりすぎや抗がん剤の使いすぎなど、現代のがん医療に疑義を呈した近藤誠氏は慶應義塾大学医学部放射線科の「講師」止まりでした。その前には、医薬品の薬効の科学的評価や薬害問題に取り組んだ高橋晄正氏も東京大学医学部物療内科の「講師」止まりでした。そのため、医学界に盾突く人はみんな「講師止まり」という説が私の中であるのですが、それに比べると宮沢先生はちょっと出世しています。

宮沢　私も教授にはなりたいですよ。研究面で今よりもやりたいことがもっとで

*5　近藤誠氏……医師、元慶應義塾大学医学部専任講師。1988年『文藝春秋』誌上で乳がんの乳房温存療法を日本で最初に提唱した。日本の医療界で主流となっていた拡大手術、過剰な抗がん剤によるがん治療に批判的だったためか、1983年の専任講師就任から2014年の定年退職まで講師のままであった。2022年8月13日に急逝。

*6　高橋晄正氏……医師。滋養強壮の触れ込みで売られている保健薬の効果に疑問を持ち、薬効検定の重要性を国に訴えた。そのほか睡眠薬のサリドマイドによる胎児への影響、整腸剤キノホルムによる神経障害などの薬害問題にも取り組んだ。1959年から東大講師を20年間務めた後に和光大学、大阪市立大学の講師となる。2004年、死去。

きるようになりますから。でも、いつも権力に盾突いて吠えているでしょ。だからこうなってしまったのかもしれませんね（笑）。

鳥集 話をもとに戻すと、マスコミの人たちも少しずつ、このコロナワクチンがヤバいことに気づき始めているのではないかと思うんです。ツイッターを見るとワクチン後遺症を訴える人が多くて、2回目、3回目を打ったあとにすごく調子が悪くなったという人がマスコミ関係者のなかにもいるはずだと思います。

宮沢 3回目接種後にひどい目に遭った人は多いですよ。それを見聞きすれば、もっとひどい人もいるだろうと想像ができるはずです。もうワクチン後遺症はウソだなどと、誰も思っていないと思います。

「謝れない病」を治療すべき

鳥集 テレビや全国紙の人たちがワクチン後遺症について堂々と報道することができない理由の一つは、「謝ったら死ぬ病」もあると思うのです。私が週刊誌に記事を書いていた時もそうですが、いかに訂正記事を出さないかというリスクヘッジが、プロのマスコミ人としての私たちの重要な仕事の一つですから。

宮沢 研究者もそうですよ。もし間違いが発覚したとしても、当時の政府やどこ

そこの教授が言っていたからと、全部の責任をなすりつける。ウソ論文にしても論文として医学誌に掲載されていたから信じたんだというわけです。

鳥集　マスコミもそうです。たとえば、ワクチンに疑問を呈する記事を書いて、推進派の医師から編集部に「あの記事は間違っている。謝罪するべきだ」とねじ込まれたら、編集部はそこまで知識がないから反論できない。だから権威に従うんです。「いえ、でも〇〇大学の教授が言っていますから」と、責任を転嫁したほうが楽なんです。

それに訂正を出そうものなら、記事を書いた人間や、それを通したデスク（副編集長）や編集長は下手をすると、そこで出世の道が閉ざされてしまう可能性もあります。いわくつきの記者として、記事を書かせないために、閑職に追いやられることもある。だから、自分たちが報道してきたことで、大変なことが起こっていると気づいても謝ることができない、謝りたくないという心理が、めちゃめちゃにあると思います。

宮沢　だから、黙っている人が多くなった。

鳥集　マスコミの人はもちろん、医師や研究者も、「コロナを終息させるためにもワクチンを」と接種を勧めた覚えのある人は、まずは謝ってから再スタートして

ほしいですよね。

宮沢　そうですよ。私は感染拡大当初から、ゼロコロナは無理だとずっと言っていました。ワクチンで集団免疫が達成できると言っていた人も、みんな学会やテレビからいなくなってほしいと思っています。そうすると、私ぐらいしか残らないと思うのですが。

鳥集　ゼロコロナ論者は徹底的にPCR検査をしてどんどん隔離していけば、ゼロコロナになると言っていました。ですが、そんなことは現実社会を考えたら無理じゃないですか。コロナ対策が生ぬるいと政府を責め続けた野党もそうですが、ゼロコロナを言っていた人たちは、まず謝ってほしい。

宮沢　間違っていた先生は、とりあえず謝ってくれないかなぁ……。

鳥集　謝ってくれないでしょうね。謝ったら死ぬんですよ。「実は知らなかったんです、ごめんなさい」と言えない病にかかっているんですから。

宮沢　そうかもしれません。権威ある医学部教授や名誉教授が世間や医学界に与える影響は大きかった。私に言わせると、驚くほど無知と言わざるを得なかったのですが。たしかに、ご自身の専門については詳しいかもしれません。しかし、ウイルスのことはあまりご存じでなかった。変異のことも考慮に入れていなかっ

たんです。それを考えると、完全な感染防御などできるはずがないんです。発症予防効果95％というファイザーの論文が出てきたときも、まずは疑うべきです。出来すぎなのではないかと。ほとんどの教授がそれを疑わずに信じてしまったことに、ものすごく衝撃を受けました。

論文の「批判的吟味」の必要性

鳥集　EBM（科学的根拠に基づく医療）の専門家と呼ばれる人たちもそうです。米国食品医薬品局（FDA）が出した資料には、治験中に3410人の被験者がCOVID−19に感染したことが疑われる症状があったのに診断されないままだったことが書かれています。これを有力な医学専門誌『BMJ』の副編集長が「ワクチンの有効率はもっと低い可能性があり、詳細なデータが必要だ」とかなり早い段階で指摘したんです。しかし、他のEBMの専門家から「これはおかしい」という声がほとんど上がってこなかった。製薬会社がかかわっている出来すぎの論文こそ、厳しく批判的吟味をするべきなのに、むしろワクチンが出てきたことを喜んだ人が多かったと思います。

宮沢　あの95％の論文を一生懸命読みましたが、ものすごくたくさんの疑問が出

てくるわけです。あそこに書いてあることだけじゃ足りないんです。執筆者を直接呼び出して、ここはどういうこと？ ここは？ ここはどうなの？ と聞きたいくらいです。

アカゲザルでmRNAワクチンの効果を確かめた論文もそうですが、ウイルスに感染させる時に管みたいなものを気管に通して、肺の奥のほう（肺胞）に大量のウイルスの液を垂らし込んだと書いてあります。サルにシュッシュッと吹き付けるのは難しいから、管を使って垂らし込んだのでしょう。しかし、全部の肺胞に本当に垂らし込めたのでしょうか。そんなに簡単に管やウイルス液が肺胞くのだろうかと思うわけです。

それから、ワクチンを接種しなかったサルではPCRでウイルスを検出できたが、接種したサルではウイルスを検出できなかったと書いてあります。これも本当だろうかと思うわけです。なぜかというと、われわれが実験をするとき、たとえば試験管の細胞にウイルスを10の8乗個（1億個）入れたとします。ウイルスの個数はPCRで確定します。その後、2〜3日経って調べてみるとウイルス10の6乗個（100万個）とか5乗個（10万個）検出できるわけですが、それが入れたウイルスなのか、細胞に感染して増殖したウイルスなのか、実はわからな

いんです。

　それではどうするのかというと、細胞を徹底的に洗うんです。試験管にウイルスと細胞を入れてウイルスを細胞に吸着させます。だいたい37℃で90分ほどです。その間にウイルスは細胞にくっついて、細胞の中に入っていきます。それから、接種したウイルス液を取り除いて、緩衝液で洗うんです。

　まずウイルス液を吸い出して、細胞を残します。そして、緩衝液を入れます。もう1回吸い出します。また緩衝液を入れます。そして、もう1回吸い出します。また緩衝液を入れます。3回も繰り返したら、ウイルスもなくなりそうじゃないですか。ですが、10の2乗個ぐらいのウイルスは残るんです。これをレジデュアル（residual）と言います。日本語でいうと「残存」です。つまり、いくら洗ってもウイルスは消えないのです。

　だから、ワクチンを接種したサルには、ウイルスの残存はなかったのかと不思議に思うわけです。それに、ワクチンを接種しなかったサルのほうでウイルスが検出できたとしても、それが垂らして入れたウイルスの残存なのか、細胞に感染して増殖したウイルスなのか区別しなくてはいけないですよね。それをどんな方法で行ったんだろうと不思議に思うのですが、実験方法のところを読んでみても、

詳しいことがわかりませんでした。

それから、論文に肺の組織の写真が載っているのですが、ワクチンを打たなかったサルは感染している、一方、ワクチンを打ったサルは感染していないと書いてある。でも、本当にウイルスを入れた肺胞の切片の写真なんですか？　恣意的に調べる肺胞を選んでいませんか？　ワクチンを打ったサルでは、ウイルスを入れなかった肺胞の切片を使っているんじゃないですか？　という疑念も出てくるのです。

もう、疑い出したらきりがないわけです。この論文の著者は絶対にウソをつかないというのなら信頼できるのですが、あの論文を読んで全部信用するというのは難しいです。データを恣意的に選ぶことなんて、いくらでも可能です。われわれ研究者はそんなふうに論文を読んでしまうんですよ、いつも。

鳥集　それが正しい論文の読み方だと思います。

宮沢　私たちは、いつも自分が実験しているつもりで論文を読むわけです。です

が、サルの感染実験の論文は一生懸命読んでも、わからないところがありました。どうやって実験したの？　と著者たちに聞きたくなる内容です。恣意的ではないにせよ、わからないことがたくさんありました。私が論文の審査員なら、納得す

るまで追加で説明を求めます。

なぜ「有効率95%」という数字を疑わないのか？

鳥集　別のワクチンも含めて、信頼していい論文はあるのですか？

宮沢　ワクチン系の論文というのは、細かなことを書いていないことがある。特許の絡みもあるのだと思います。あまりに内容がひどい論文があると、私たちは編集者（エディター）に抗議します。おかしいでしょう、間違っていますよ、と。

ですが、もうエディターとワクチン会社がくっついてしまっている。昔だったら、誌上で意見を戦わせられるのでしょうが、今はそのような雑誌はほとんどありません。結局は平行線で、その論文は歴史に残ります。わかっている人にはわかるのでしょうけれど、わからない人が読んだらそれを「真実」だと思ってしまう。お金が絡むとウソが横行することもある。

鳥集　有効率95％の論文も、著者の中にファイザーの人たちが大勢入っています。発症予防効果が70％だったならば、多くの研究者が「70％ぐらいだった、かなりいいよね」と納得したと思います。70％でも〝盛っている〟と私は思いますが。

宮沢　でも、95％ですよ。「ご冗談を！」「そんなわけないでしょ！」と思いまし

た。それに、ワクチンを打って2週間経たないと接種とみなさないとか、試験を早々に打ち切るとか、いろいろ疑問がありますよね。

宮沢 あの論文は、被験者の追跡期間が3カ月ぐらいしかないんです。獣医師向けのワクチンパンフレットでも、ワクチンを打っていない場合だとウイルスが増えますが、多くの人は「効いている」と思うわけです。しかし、パンフレットには「感染防御効果を保証するものではありません」と書いてある。それを見ても、「グラフを見たら感染防御できている」と思いますよね。それで、治験した大学に行って生データを見せてもらったことがあります。

鳥集 グラフの都合のいいところだけ切り取って見せている。

宮沢 そういうことがあるんです。感染防御効果を保証するものではありませんと注意書きをしているから、ウソじゃないんです。しかし、途中まではいい結果が出ているように見えても、最後まできっちり見るとワクチン効果が「ゼロ」になっていたりするわけです。ワクチン会社はそういうことをやるんですよ。企業ですから自社製品に不利な見せ方はしないですよね。

鳥集 わかります。

宮沢　ですから、われわれが論文を読むときは、非常識な結果が出ているものほど疑うわけです。

鳥集　よすぎるだろうと。

宮沢　ちょっとやりすぎでしょう、と思うわけです。mRNAワクチンも新規技術ですから、本当なんですか、本当にそんなことあるんですか、という視点で読みます。すると、いくら読んでもトリック的な部分やいろいろわからないところが出てきて、にわかには信じられないな、となるんです。

鳥集　そのような声が、医学界の主流を占める人たちから、一つも出てこないことに私は呆れているんです。

宮沢　権威ある名誉教授が、あの論文を見てmRNAワクチンに関する考えを変えたそうです。「ウソでしょう？　普通は疑うでしょ？」と思うのですが。「先生、よほど幸せな研究人生を過ごされてきたんですね」と、なりますよ。私たちは医学論文をそう簡単には信じません。他の理系の領域では論文でウソをつく人は少ないんですが、医学系は巨額のお金が絡むので、ウソが横行しがちなのです。

鳥集　すごくわかります。

宮沢　それで、ものすごく痛い目にも遭っているわけです。C型肝炎でもエイズ

でも、もうウソみたいな論文がたくさん出てきて、私たちはそれで散々迷惑してきました。アメリカでは権力を握り実験している一部の人たちが、あらゆる反対勢力を抑え込んで自分たちの学説を立ててくるわけです。それに、私たちはとても苦しんできた。その先生にはそういう経験がないんですか？　と。

科学というのは事実に基づくものだという思いを抱いて私は大学生になりました。しかし、現実は権力闘争に明け暮れ、ウソがまかり通る世界でした。最近はそれがより一層激しくなっているように思います。

鳥集　コロナ騒ぎが始まって、私もそれを強く感じています。

税金に群がるワルたちは野放し

宮沢　今回のコロナ騒動は、医生物学の研究者にとって非常事態、緊急事態なわけです。東日本大震災のときも私はすごく怒りました。国は復興関連予算を何兆円も付けましたよね。それはいいのですが、どこにどうその お金が流れたのかと。

たとえば地震とは関係のない地方大学のカフェテラスの改修や、沖縄の農道の整備など、そういうところにまで復興関連予算は使われていたわけです。それのどこが復興なんだと思いますよね。結局、予算を付け替えただけだった

んです。当時、私のところにも電話が来ました。「宮沢さん、今ね、福島でワクチン会社をつくるとか適当にでっち上げたらめちゃくちゃお金、付きますよ」と。もちろん、「そんなことに加担するわけにいかない」と電話を切るのですが、そういうヤツらがめちゃくちゃ湧いていたわけです。当時、それを追及するマスコミもいなかったように思います。国から資料が出ているのに、どこも追及する野党も。

宮沢　おかしいですよ。野党も国から証拠が出ているのに追及しなかった。彼らも復興利権とつながっているのか？　と疑ってしまいます。今回も12兆円のコロナ関連の予備費に、ウジ虫どもがわんさか湧いているんですよ。それも追及しないつもりでしょうか。

鳥集　ひどいですよね。

鳥集　日経新聞が、政府が国会に報告したコロナ関連予備費12兆円のうち9割の使途が不明確と報じていました（2022年4月23日付）。そのなかには、コロナ感染拡大に伴う医療ひっ迫対策で病院に支払われる空床補償のお金が含まれていますが、患者を積極的に受け入れず半分も病床が埋まっていないのに多額の補償金だけ受け取っている、あるいは軽症患者や中等症患者を重症病床やICU（集

中治療室）に入れてより高額な補償金を受け取っているといった告発がされています。そのおかげで、赤字だった公的病院の多くが黒字に転換したとも報じられています。

また、ワクチンについても購入単価が不明なうえ、なぜか政府はすでに全国民に7回も打てる量の購入契約を結んでしまっています。にもかかわらず、キャンセルできるかどうかも不明です。政府は「企業との秘密保持契約の関係で公表できない」としています。しかし、つらい副反応を我慢してワクチンを打ってもコロナは終わらないことに気づいた国民が、これから何回もこのワクチンを打つのでしょうか。多くのワクチンが無駄になるだろうことは目に見えています。

これほど巨額の税金が不可解な使われ方をしているのに、野党も大手マスコミも目立った追及はしませんよね。

宮沢 そうなんですよ。野党も大手マスコミも何をやっているんだと。

鳥集 自分たちも甘い汁を吸っているんじゃないかと思ってしまいます。

世界はサイコパスが動かしている!?

宮沢 それにしても、なぜみんなファイザーを信仰するのでしょうか？ なぜみ

んな文句を言わないのでしょうか？

鳥集　ファイザー社は、実は過去にさまざまな問題を起こしています。たとえば、1996年、ナイジェリアのカノ州で行われた髄膜炎の治療薬「トロバン」の臨床試験で11人の子どもが死亡し、他にも多くの子どもに難聴、麻痺、失明、脳障害などの後遺症が発生しました。

ファイザー側は現地保健当局から承認を得ており、死亡と薬剤投与に因果関係はないと主張しましたが、のちに臨床試験を承認したとされた病院には倫理委員会が存在せず、文書も偽造されたものであることが発覚。結局、ファイザー側が7500万ドルの損害賠償をカノ州政府に支払っています（ジャーナリスト・村上和巳「米ファイザーによるナイジェリアでの裏工作　ウィキリークスに掲載」ミクスOnline 2010年12月22日付）。

また、抗てんかん薬ニューロンチンの適応外使用を促進するため、著名な医師に名義を借りて、信頼に足らないデータをもとにゴーストライターに12編もの論文を書かせていたことが発覚した事件もあります。ニューロンチンは大ヒット薬となりましたが、内部告発を受けたファイザーは違法マーケティング活動の罪を認め、刑事・民事事件の解決金として4億3000万ドルを支払っています（マー

シャ・エンジェル著、栗原千絵子・斉尾武郎共監訳『ビッグ・ファーマ』篠原出版新社）。

他にも、さまざまな医薬品で違法マーケティングがあったとしてファイザー社は何度も巨額の和解金や賠償金を支払っています。

宮沢 過去にそういうことがあったにもかかわらず、あの会社は反省していないのでしょうか。私が社員だったら会社を辞めていますね。あのワクチンをどうして社員は止められなかったのか？　まあでも、実際にはその立場にならないとわかりませんが。

鳥集 元MR（医薬情報担当者。製薬会社の実質上の営業社員）さんや現役のMRさんに聞くと、まともな神経の人はみんな辞めていくというんですよ。だから、会社の言いなりになったとしても、あるいは他人が犠牲になったとしても、自分や会社が儲かればいいというメンタルの人しか残っていけないのかもしれません。

宮沢 ファイザーの子会社に動物薬を取り扱う会社があるのですが、ある案件で「あなたたち、ちゃんと言ってくださいよ、親会社に。わかっているでしょう？」と言ったことがあります。いずれにせよ、そのうちコロナワクチンの責任を追及されて、ファイザーは潰れるのではないでしょうか。

鳥集　昨年（2021年）末にはモデルナ社の株価がピーク時より50％も下落して、時価総額11兆円が吹き飛ぶというニュースがありました。ファイザーもワクチンで大儲けした一方で、市場の予測よりワクチンの販売が伸びず、新規のコロナ治療薬（パクスロビド）も投資家の期待に及ばなかったとして、株価が下落しています。

宮沢　その一方で、アルバート・ブーラ（ファイザーの最高経営責任者）の2021年の収入が2430万ドル（30億円以上）、月収にすると約3億円ですよ（笑）。

鳥集　こういう説もありますよね。結局、サイコパスが世の中を動かしていると<ruby>い<rt></rt></ruby>う。人が死んでも、なんとも思わないような人間でないと、トップには立てない。実際、イギリスの心理学者ケヴィン・ダットン氏の調査「サイコパスの多い職業トップ10」の第1位は「企業の最高経営責任者」だったそうです（中野信子

＊7　アルバート・ブーラ……ギリシャ出身の獣医師。1993年、ファイザーに入社。社内で数々の幹部職を歴任し2019年1月、CEOに就任。コロナ禍の2020年11月、自社株13万株余（当時の日本円で約5億9000万円）を売却したことでさまざまな憶測を呼んだ。

著『サイコパス』文春新書)。

宮沢 そうだと思いますね。

鳥集 だから、私たちはサイコパスに振り回されているのかもしれません。戦争にしても、最高権力者に上り詰めたサイコパスが起こしている。それによって、数えきれない人が犠牲になっているというわけです。

「現場主義」の重要性

宮沢 新宿の夜の街でクラスターが発生したとき、私は歌舞伎町のホストクラブに調査取材に行っていたのですが、お医者さんから「何をやっているんだ、お前は」と言われるわけです。「ホストクラブに行って何をやっているんだ。現場を見に来い。現場は病院だ」と。だけど、現場は発生地点ですよね、私からしたら。発生現場を見ない限り、どれだけの感染力かもわからないし、症状もわからない。病院は治療するところですからね。

たとえば、私たちが新興感染症の調査をするときは、現場のイヌ、ネコ、野生動物、あるいはヒト、サルなどの調査をやるわけです。現場は感染の発生地点なんですよ。それを、「宮沢、そんなことしているより普通に論文を読んで、その論

文を広めたほうがいいだろう」と言うわけです。私は現場主義ですよ。コロナの不安を煽っている人たちのなかに、大学病院や基幹病院の感染症病棟で働いている専門医などがいますが、たしかに彼らは重症化して、肺が急に真っ白になって、人工呼吸器につながれて死んでいく患者さんを診てきたと思うのです。だから「コロナは恐ろしい」という印象をもつのは、当然だと思います。

ただ、そもそも大学病院や基幹病院は、重い症状の人たちが集中するところであって、そこで見ている現実は、一般の人々が暮らしている生活世界とはまったく異なりますよね。

鳥集　それに関しては、私も思うところがあります。コロナの不安を煽っている

宮沢　そうなんですよ。実際に現場に行ったら、そんな大変なことにはなっていないことがわかります。クラスターが発生した歌舞伎町のホストクラブへ行くと、ほとんどの若い人は感染したことにすら気づいていないんです。陽性者の熱だって、上がっても37℃台か、高くても38℃台。嗅覚障害は陽性者の3割ぐらいだった。彼らはたいがいがケロッとしているわけです。「インフルのときより全然怖くない」とも言われました。それが生の声なんです。

私も現場を知るまでは怖いですよ。無防備で行くわけですから。ホストクラブ

に厳重装備で行ったら、彼らは絶対に私を受け入れてくれないじゃないですか。だから丸腰で行くわけです。いきなり、「はい、（ドリンク）飲んで」と言われると、「これ、飲んでいいのかな？」と思いますよ。「ここは大丈夫なのかな？」と。でも、彼らは「大丈夫ですよ」と言うんです。なぜかというと、ドリンクを飲んで普通に会話をしても、感染しないからです。そういう話を聞くと、真実がわかるわけです。彼らは「とにかく僕たちはウソを言っていません。これが真実です」と話していました。

感染者の実態はいまだ不明

鳥集　現場に行かないとわからないことがたくさんありますよね。　感染が増加傾向に転じるたびに、「夜の街の人出が増えた」などと言われますが、2021年9月末に緊急事態宣言も時短営業も終わってからは、ずっと夜の街は賑わい続けています。　まじめにマスク会食して飲んでいる人のほうが珍しいですし、アクリル板だって実際にはほとんど取っ払われています。それなのに、感染の波は勝手に拡大したり収束したりしている。研究者というのは、現場に行かないんですか。

宮沢　びっくりしたことに、歌舞伎町に行ったウイルス研究者はほとんどいない

ですよ。私が知る限りでは大学の先生では私以外にいないと思います。データばかり見るのでは

鳥集　感染がどうして起こるのかを確かめるためには、

なくて、フィールドワークも大切ですよね。

宮沢　残念ながら、医学研究にとって人を対象としたフィールドワークは意外に難しい。というのも、研究者にとって人を対象としたフィールドワークは意外に難んです。倫理やコンプライアンスは年々、厳しくなっています。手も足も出ない。

鳥集　フィールドワークが難しくても、ランダムサンプリングくらいはできるはずです。本当の陽性率を知ろうと思うなら、日本の人口構成を代表できる母集団を設定して、ランダムにPCR検査などをして、それで陽性者の割合を出さなくてはいけません。そのようなプランも無しに無料検査なんかをして、「これだけ陽性者が出ました」と言われても、本当のことなんてわかりっこないですよね。

宮沢　わからないです。今の国の統計は、はっきり言ってまったく信用できないです。私は東京に住んでいる人たちの多くは感染したと思っています。都内の陽性者数は累計で150万人を超えているんですよ（2022年6月末現在）。捕捉している陽性者は一部だと考えられますから、かなり多くの人は一度は感染したんじゃないでしょうか。

鳥集 実は、国は本当のことを知られたら困るのかなとも思ったりするんです。普通に考えたら、母集団を代表するようなランダムサンプリングをやれば、実態に近い陽性率がわかるはずです。それをすれば、すでにどれくらいの人が感染したのかも推定できるじゃないですか。でも、そういうことを専門家は誰もやろうと言わない。すごく面白い研究なのに、不思議で不思議でしょうがないんです。

宮沢 感染拡大して厳しいロックダウンを行い、陽性者を隔離するために徹底的にPCR検査をした中国の上海では、2022年4月12日に2万6330人の新規感染者を確認したと発表しましたが、そのうちの95％が無症状だったと報じられています。それでもBA・2（オミクロン株）が怖いですか？ 95％が発症しないのに。

鳥集 不安を煽り続けるのは、やはり終わると困る人がたくさんいるということなんでしょうね。

宮沢 私はそうだと思います。私がコロナで大型予算を獲得してコロナの研究をやり始めていたら、もう少し続けさせてください、と思いますからね。

第四章　コロナ騒動を忘れるな

形骸化している感染対策

鳥集 どうやってコロナ騒ぎをやめさせるかということを考えると、私はマスクの扱いもすごく大きいと思っています。

宮沢 よく言われるんです。子どものマスクをどうやって取ったらいいですかと。前提として私は、子どもはコロナに感染しても問題ないと言わなきゃダメだと思うのです。「でも、ごくわずかな例外で重症化する」と言う人がいます。それを言っていたら、永遠にマスクを取れません。

鳥集 私も保護者の方から相談を受けるのですが、子どものマスクを外したいと言うと、学校側が「マスクを外したら別の教室でリモート授業を受けてもらうことになる」「しゃべるときだけでもマスクをするように」と、とにかくマスク着用を強要されるそうです。一つには、厚生労働省や文部科学省が屋外ではマスクを外していいけれど、屋内ではマスクをするようにという指針を出していること。そして、もう一つ要因として考えられるのが、学校でクラスターが発生したら困るというのがあると考えています。

宮沢 なぜ困るのですか。

鳥集 非難されるからです。

宮沢　むしろ「感染して免疫がついて、よかったね」ですよ。

鳥集　本人たちが困る話でもないのに、マスクをさせたがるのは、学校でクラスターが発生したときにマスクをしていない生徒がいると、濃厚接触者扱いになって学級閉鎖になってしまうことと、マスクをさせていなかったと社会から非難されることがあるからだと思います。それが怖いんですよ。子どもたちは感染しても問題はないけれど、お年寄りや病気のある人にうつすのではないかと。そういう社会的な視線の連鎖によって、マスクが外せなくなっていると思います。

宮沢　この件に何年かけるつもりでしょうか？　あとは欧米に頼むしかないのかな。

鳥集　もうすでに欧米ではマスクの義務はほぼ解除されていますよね。メジャーリーガーの大谷翔平選手のニュースを見ていても、アメリカの野球場では誰一人としてマスクをしていません。いまだに野球場の観客席でマスクをしているのは、日本だけではないでしょうか。

宮沢　選手たちはノーマスクなのに、ベンチの監督やコーチがマスクをしているのも、面白いですよね。

鳥集　おかしいですよね。

宮沢　びっくりなんですよ。将棋の対戦でもマスクしていますよね。

鳥集　そうですね。

宮沢　カラオケではマスクをしないで歌っているのに。

鳥集　カラオケボックスなんて、最もコロナに感染するリスクが高いでしょうね。

宮沢　高いですが、感染を怖がっていない人たちが集まっているでしょう。

鳥集　カラオケボックスの中で歌っても怖くないという人たちが集まって、実際に部屋の中でもマスクを外して歌っているんですが、なぜか受付では「マスクしてください」と言われる。なんじゃこれはと思います。

宮沢　そうそう、面白い。

鳥集　飲食店もそうですよね。入るときにマスクをしていないと、「マスクをしてください」と言ってくるお店があります。

宮沢　面白かったのが、先日、ある小物のお店に行くと、手作業をしていた店主がこちらを見ずに「アルコール消毒をお願いします」と言ったんです。私は両手にカバンを持っていたので、そのままではアルコール消毒ができないじゃないですか。「どこかカバンを置くところはないですか」と言うと、「あっち」と言うわけです。荷物を置いたら、その瞬間にアルコール消毒のことを忘れてしまった。そ

の手で商品を触っていたんですよ。

商品を選んでお金を払って、払い終わった瞬間に、「あっ、アルコール消毒、忘れていました。ごめんなさい」と謝ったんです。そしたら、何も言われなかったですね。ただもう癖になっているんですよ、「アルコール消毒、お願いしまーす」と言うのが（笑）。

アルコール消毒液に含まれている「不純物」

鳥集 ウイルス学者としてどうですか。アルコール（エタノール）消毒をずっとし続けることは、マイナス面もあり得ますよね。

宮沢 ほとんど無意味なんですよ。とはいえ、私たちもエタノール消毒をしますよ。

鳥集 実験のときに。

宮沢 そうです。でもそれは、他の細菌やウイルスが実験用の試料にコンタミ（混入）しないようにやるわけです。コロナウイルスは手や指の皮膚表面からは感染しません。あくまで粘膜からの感染です。手や指に多少ウイルスが付いたとしても、ごく微量なら目を触っても感染しないはずです。接触感染が主だと言ってい

鳥集 ほとんどは空気感染ということですね。

宮沢 従来言われている空気感染とは言っています。エアボーンとは空気媒介という意味です。私たちはエアボーン感染と区別するために、私たちはエアボーン感染（エアロゾル感染とも言う）が感染ルートのメインであることは間違いないです。その点に関しては、私は譲れません。ですから日常の手指の消毒など、ほうっておけばいいんです。気になるなら粘膜から感染しないように目鼻口を触らなければいい。

鳥集 すごく気になるのは、人間の体中には常在菌がいるわけじゃないですか。常日頃からエタノールで常在菌を殺し続けることが、果たして人体にとっていいことなのかどうか。

宮沢 常在菌は常在しているわけですから、悪いことはしていません。そして常在菌は、悪玉菌の感染を防御する働きもあります。そもそもこの世界は常在菌だらけです。それを排除しようとするのはおかしいと思います。

鳥集 皮膚には1平方センチメートルあたり数十万個とか数百万個と言われるほどの常在菌がすんでいて、それが有害な異物の侵入を防ぐ役割をしていると言わ

る人もいますが、あったとしてもレアだと思います。

れていますよね。それに乳幼児の頃から体を清潔にしすぎると、免疫が有害でな
いものまで敵と勘違いして攻撃するようになる、つまりアトピー性皮膚炎や食物
アレルギーが発生しやすいという衛生仮説もあります。常在菌を殺し続けること
によって、感染しやすくなるとか、アレルギーが発生しやすくなる。そういう弊
害も考える必要があるのではないでしょうか。

鳥集　わからないです。

宮沢　手の消毒をすることでアレルギーになるかどうかは私にはわかりませんが、
エタノールによって皮膚のバリアが弱くなることは考えられます。それはそうで
す、脂質が奪われて脆弱になりますから。エタノールに過敏の方もいらっしゃっ
て、その方は手がボロボロになっています。それに、みなさんシュッシュッと気
楽にやっていますが、実は消毒液には不純物も入っているんです。なぜか知って
いますか？

鳥集　わからないです。

宮沢　エタノールというのは、お酒のアルコールと同じですから飲めるんです。
昔、ラボの先輩がやっていたんですが、消毒用エタノールで湿らせた脱脂綿をチ
ューチュー吸っていたんです。

鳥集　お酒代わりにですか？

宮沢　冗談なのかわかりませんが……。実は大学の実験室レベルでは、帳簿をつけて管理していれば、エタノールの酒税が免除されるんです。

鳥集　なるほど。

宮沢　そうなんです。本当はエタノールは飲めるから、酒税の対象になるんですね。純粋なエタノールには酒税がかかってしまうんです。研究用には課税免除されるのですが管理記録が必要です。最近は特例承認もあるようですが、酒税から免れるために市販の消毒用エタノールには、不純物を入れていることがあるわけです。

鳥集　お酒として飲めないわけです。

宮沢　飲めないようにしています。では何を入れているのかというといろいろなのですが、一部にイソプロパノール（イソプロピルアルコール*）が含まれているものがある。私たちが実験で使っているエタノール消毒液はかなりピュアなもので、手がさらさらになる程度なので別に構わないのですが、市販のエタノール消毒液にはイソプロパノールが入っているものがあります。その影響で人によっては手が荒れます。イソプロパノールは毒性もあるため、法的には普通のシンクから流してはいけないんですよ。

鳥集　調べてみると、イソプロパノールは飲み込むと中枢神経や腎臓に障害を与

える、長期に飲む、あるいは吸入し続けると血管、肝臓、脾臓に障害を起こすおそれがある、さらに生殖能力や胎児に悪影響を及ぼすおそれがあるともされていますね。とくに子どもは背が低いじゃないですか。シュッシュッとやったら、口に入っているんじゃないかとも思います。

宮沢　少なくとも鼻から吸い込んではいますね。

鳥集　子どもがエタノールを吸い込むこと自体も問題ですが、イソプロパノールも吸い込んでいるとしたら……。

宮沢　イソプロパノールは明らかに毒性があります。イソプロパノールを使った実験をしているときに、私も気分が悪くなってしまったことが何度かあります。消毒液そのものは微量だから大丈夫だとは思いますが、毒は毒です。

＊1　イソプロパノール（イソプロピルアルコール）……手指および皮膚や医療機器の消毒に使用される有機溶剤。脱脂作用が高いために頻繁に使用した場合は皮膚の炎症などを引き起こすといわれている。

マスクに感染予防効果はあるのか、ないのか

鳥集 マスクに関しても、ネガティブな面がありますよね。長時間着けていたら内側にたくさんの細菌が繁殖するだろうし、外側にもいろいろなものが付着する。それを長時間着けていたら、不潔になる一方ですよね。

宮沢 マスクに関してはとても評価が難しいのです。N95[*2]などの特殊なマスクを適切につけていれば、ウイルスはかなり防御できると思います。われわれ研究者は、わずかでも感染するウイルスを扱うときには厳重にマスクをしています。

しかし、一般の人が使っている不織布マスクは、なんちゃってレベルです。私がマスクを推奨していたのは、しゃべるとうつるから、マスク着けて黙っとれという文脈です。マスクを着けて大声を出したら逆効果です。しかも、衝立があるでしょう。

鳥集 アクリル板の衝立があると聞こえづらくて、飲み屋ではかえって声が大きくなるんです。

宮沢 ですから感染対策としては、マスクをして小声で話す、ということが基本です。マスクをしていれば、大声でしゃべっていいというわけではないんです。マスクについては、私の論理では鼻出しが正解だと思っています。なぜかと言うと、

飛沫感染ではなく、実はエアロゾル感染（エアボーン感染）[4]だったから。鼻の手前に唾が飛んでも感染しないと思うのです。

鳥集　鼻の奥に吸い込まないと感染しない、ということですか

宮沢　そうです。鼻の奥、喉、肺で感染する。そのため、ゆっくり鼻呼吸するのがいい。鼻先に飛沫が付いても、おそらく感染しないと思います。マスクをして

* 2　N95……米国労働安全衛生研究所のN95規格を満たした微粒子対応マスクのこと。ほこり、バクテリア、ウイルスを95％捕集できるとして、鉱山などの労働現場や医療現場で利用されるようになった。

* 3　飛沫感染……会話やくしゃみ、咳などでウイルスを含む粒子の細かい水滴（飛沫）が、別の人の気道や目の粘膜に付着することで感染すること。

* 4　エアロゾル感染……ウイルスを含んだ空気中に漂う微粒子（エアロゾル）が気道や目の粘膜に付着することで感染すること。黄砂、花粉、アスベストなどはエアロゾルの一種。エアロゾルは3時間ほど空気中に浮遊する可能性があるため、濃度が高い密閉空間では感染リスクが高まるとされる。厚労省は飛沫感染、接触感染に加え、エアロゾル感染も感染経路の一つとして認めている。

いれば、大きな飛沫はマスクで止まりますよね。ごく小さな飛沫がマスクから抜けるわけです。それがずっとエアロゾル状態で空気中に漂う。そうなるともうマスクで防ぐことなんてできっこありません。マスクを飛び抜けたものは、別の人のマスクの隙間から入る。ですから、エアロゾル感染となると一般的な不織布マスクでは、エアロゾルで存在するウイルスを防御する効果は、ほぼないと思っています。

鳥集 そもそも、過去にインフルエンザなどの呼吸器感染症に対する日常的なマスクの効果を調べたランダム化比較試験（RCT）が複数行われていますが、感染予防効果ありとされた結果は出ていません。新型コロナに関しても、デンマークのRCTで効果ありとの結果は出ませんでした。

宮沢 出るわけないですよ。ただ、マスクをきちんと着けて黙っていれば、防御効果はある程度は見込めるはずです。「マスクには効果がないんだから、マスクを取ってどんちゃん騒ぎしよう」というのは、私は間違っていると思います。反マスク派は「どんちゃん騒ぎしても、誰も感染していないじゃないか」と言うわけですが、それはすでにその人たちが、感染しているのです。普段からどんちゃん騒ぎしている人は、免疫がついているわけです。もしかしたら訓練免疫*6かもしれ

*5

*6

ません。

鳥集 私もずっと、どんちゃん騒ぎをしていますよ。

宮沢 バカは風邪をひかないというのはそのとおりで、要はどんちゃん騒ぎをしているような明るい人たちは、普段からウイルスを浴びているので自然免疫の反応性が強いんです。ところが、コロナを怖がって引きこもったり、まじめに感染対策をしているような人たちが街に出てそれをやると、感染する可能性が高くなるのでしょう。

*5 デンマークのRCT……2020年11月18日、デンマークのコペンハーゲン大学病院が、同年4月から5月に成人6024人をマスク着用と非着用のグループに分けて調査を実施したところ、1カ月後にマスク着用グループで新型コロナウイルスに感染した人の割合は1・8%、非着用グループでは2・1%とマスク着用による感染リスク低下の有意な差は確認できなかった。

*6 訓練免疫……人間に生まれつき備わっている自然免疫が、ウイルス感染や生ワクチン（生きた細菌やウイルスの毒性を弱めたワクチン。水ぼうそうや麻しん、風しんなどのワクチンに使わ
れている）を何度も経験することで強化されること。

鳥集　自然免疫が訓練されていないですからね。

宮沢　そうです。ですから、マスクをせずにどんちゃん騒ぎをしようという人たちの言っていることもわかります。マスクをせずにどんちゃん騒ぎをしようという人たちの言っていることもわかります。ですが、このウイルスは、空気中を漂う超微細飛沫粒子（ウイルスを含むエアロゾル）を吸い込むことによって感染するエアボーン感染がメインなんです。「高性能のマスク」を「適切」に使えば、ある程度は感染拡大を抑えることはできるはずです。それに関しては否定しないでくださいと言いたいです。

鳥集　私がマスクに関して言いたいことは、専門家たちがユニバーサルマスクをずっと推奨してきたわけじゃないですか。いつでも、どこでも、ずっとマスク。それはおかしくないですか？　ということなんです。

宮沢　それはおかしいです。

電車の中でもマスクはいらない

鳥集　今頃になって専門家や医師会会長、政府も「屋外ではマスクを外そう」「着け続けると熱中症の危険がある」と言い出していますが、少なくとも屋外の誰もいないところでマスクをするなんてことは、まったく意味がないわけです。それ

を私はもうコロナ騒ぎが始まった2020年の夏頃からずっと言い続けています。その頃から熱中症のリスクがあると言われていたのに、猛暑の中、誰もがずっとマスクを着け続けていたのかと。

宮沢　私もびっくりしましたね。2020年の夏、コロナは流行っていたんですかと。感染拡大時ならばまだわかりますが、2021年、2022年と比べても、当時は全然流行していなかった。今（2022年5月）だと都内で陽性者が一日何千人単位ですが、当時の陽性者は100人ほどです。しかも夏ですよ。夏ならば感染しても重症化しにくい。マスクを取ってもいいじゃないですか。

鳥集　ですが今でも、屋外で多くの人がマスクをしていますよね。

宮沢　電車の中も、マスクはいらないと思いますよ。黙っているでしょう、基本的に。たしかに、夕方に阪急電車なんかに乗ると、車内でしゃべっている高校生や中学生がいます。そういう人たちはマスクしたほうがいいのかなと思いますけど、みんなが黙っていれば大丈夫でしょう。あと、なぜ映画館でマスクする必要があるんですか。くしゃみが出るから？　隣りの席の人に1回くしゃみをされたところで、それくらいなら気にすることはないです。病院で免疫が弱っている人に会ったり、施設に入居しているおじいちゃん、おばあちゃんと会うなど、そう

いう場面ではマスクをしたほうがいいと思いますが。

鳥集 そもそも、感染症の専門家が言っていたのは、マスクで感染を予防するというよりも、咳や鼻水などの症状がある人にエチケットとしてマスクしましょうということですよね。

宮沢 私がマスクをしろと当初言っていたのは、「自分が感染していると思ってください」ということだったんです。そうしたら、おのずとマスクをすることになるじゃないですか。

鳥集 自分が今、咳や鼻水、熱が出ているとか、あるいは免疫の弱い人や施設の高齢者に会う場合にマスクをしましょうというならば、みんな抵抗感なく受け入れると思うのです。だけど、まったく矛盾したような状況で、マスクをしてくださいと言われ続けている。たとえば、マスク会食などと言っていましたが、あんなのはまったくおかしいじゃないですか。

宮沢 私も言っていました。感染拡大当初は外に出て食事をしてはいけないという風潮でした。それならば、食べるときはマスクを置いて、しゃべるときはマスクするのであればいいんじゃないですか？と。そのぐらいで許してよという感じで言っていたんです。

飲食店での奇妙なマスク習慣

鳥集　現実として今、飲食店に行くとどんな状況か。まず、入り口から中に入る時に、多くの人がマスクをしています。着けていないと、マスクするように注意するお店もあります。ところが、席についたらほとんどの人が料理が来る前からもうマスクを外してしゃべっています。料理が来てもマスク会食なんかせずに、食っちゃべっているのが現実です。

宮沢　気にしていないですね、たしかに。

鳥集　ウイルスを飛ばしまくっているわけじゃないですか。感染していたとしたら、隣の席の人のところまで確実にウイルスは飛んでいるはずです。それなのに、なぜかドリンクバーへ飲み物を取りに行ったり、トイレに行ったりするときだけマスクするという、ちゃんちゃらおかしいことをやっているんです。だったら、最初からマスクをするのはやめようよと言いたいわけです。コロナが恐ろしい感染症で、かつマスクの感染予防効果が大きいのであれば、厳格にやればいいのですが。

宮沢　N95マスクなら効果はあるのですが、そんなもの常時着用はできません。

鳥集　そうですよね。

宮沢　厳格にマスクを着ける場面というのは、たとえば私たちがウイルスの感染実験をするときとか、免疫の低い高齢者などに絶対うつしてはいけない状況のときです。

鳥集　国立感染症研究所の脇田隆字所長でさえ、「屋外で距離をとって会話がない場合はマスク不必要」と言っているのに、周りに誰もいなくてもマスクを外さない人が多い。ニュースも何も見ていないんでしょうか。

宮沢　日本医師会会長も屋外でのマスクについて言及していましたね。

鳥集　日本医師会の中川俊男会長（当時）は「マスクを外すのはコロナが終息した時だ」と言っていたのに、批判されたせいか翌週には、「屋外ではマスクする必要はほとんどない」と言い出しました。

宮沢　屋外でも大きな声で話をしていたら、風下にいる人は感染するかもしれません。でも、それは不織布のマスクをしていてもあまり変わらないと思いますよ。

鳥集　結局はリスクの問題じゃないでしょうか。さきほど、どんちゃん騒ぎが好きな人はすでに感染しているとお話しされましたが、別に感染しても構わないと思うならば、好きなようにすればいいんですよ。

宮沢　私ももうオミクロン株になったので感染していいと思っています。多くの

人は症状も出ませんし、発症してもまず重症化しません。安静にしていれば、そのうち治りますから。ごくわずかに重い後遺症に悩まされる人も残念ながらいらっしゃいますが、他のウイルス感染症にも後遺症はあり、新型コロナだけを特別視するのはおかしいと思います。

感染者が叩かれるという風潮が諸悪の根源

鳥集　感染すること、感染させることを叩く文化をいい加減やめないといけません。私たちは子どもの頃から、誰かから感染症をうつされて、熱を出して、誰かにうつして、というのを繰り返して成長してきました。お年寄りに関しても、うつされて亡くなったとしても、みんな寿命だと受け入れてきたはずです。もちろん、お年寄りに感染させていいとは思いませんが、100％防ぐことはできないわけですから、常識的な対策をしている限り、誰かを責める必要はまったくないと思います。

宮沢　それも私はずっと言ってきました。感染した人は悪い人じゃないですよと。

鳥集　そうですよね。

宮沢　「このウイルスは一生の間に何回か感染します。一回どころじゃないです

よ」と言うと、誰もが「えー！」と驚いていました。理解していないわけです。本当になくなると思っていたみたいですね。どんなに努力しても、私の提唱する「100分の1作戦[*7]」をやったとしても、感染するときは感染します。

鳥集 医療従事者の人にも言いたいんです。このコロナ騒ぎの前に彼らがどんなことを言っていたのか。MRSA（メチシリン耐性黄色ブドウ球菌）でも、インフルエンザでもいいんですが、院内感染が起こると新聞が書くわけじゃないですか。病院でインフルエンザの集団感染が起こり、入院患者が何人死亡したと記事にされて、その病院の院長が頭を下げて謝ってきた。

それに対して医師たちは、「どんなに防御しても、かかるときはかかるものなんだ」「そもそも入院患者は、感染したら亡くなるような免疫が低下した弱い人たちなんだ」と。そして、「それなのにわれわれの注意不足だと叩くのは、マスコミがおかしい」と言っていたんですよ。

宮沢 そうでしたね。

鳥集 それなのにコロナになってから、感染するのは悪だ、感染させるのも悪だという風潮に医師たちみずからが加担したんです。さらに、ワクチンを打っていない人やマスクをしていない人にその責任を負わせるようにもなりました。

宮沢　その人たちは関係ないのに。

鳥集　結局、今行われている感染対策はまったく科学的ではないんです。社会的な視線によって、マスクを外せなくなったり、ワクチンを打たざるを得なくなったりしているだけです。やはり宮沢先生がおっしゃっているように、感染症はかかるときにはかかる。かかったからといって謝る必要はないという考え方に変えないと、ずっとこの騒動が続くことになります。

宮沢　コロナにかかったら後ろ指さされるから、かかりたくないわけですよね。ですが、このウイルスはある程度の人がかからないと終わらないんです。いっても集団免疫が達成されて消えるという意味ではないです。コロナにかかったらしんどいかもしれないですが、その分、解決が早まるわけです。だから、「感染者には『ありがとう』と言わなければダメなんですよ」と言ってきました。感染者には「お大事に」＆「ありがとう」。私の

＊7　100分の1作戦……宮沢氏が2020年3月から提唱している新型コロナ感染予防法。曝露されるウイルス量を100分の1以下に減らせば感染リスクが大幅に減るとして、マスク、換気、手洗い等の励行を推奨した。

代わりに感染してくれたと思えばいいわけです。なぜなら、多くの人が感染しないと終わらないわけですから。

鳥集　感染する、感染させることが悪になっているから、かわいそうなことに看護学部や医学部の学生たちは、このコロナワクチンを打たないと実習させてもらえなかったりするんです。ワクチンを打っても感染すれば、相手に感染させることがわかっているのに、「うつしたらどうするんだ」と言われてしまう。また、小中高生は教室でマスクをしないと、授業を受けさせてくれない。そういう科学に基づかない強制、つまり人権侵害が起こっている。だから、早くこのコロナ騒ぎは終わらせなくてはいけないんです。

宮沢　むしろ、それを狙っているんじゃないのかなと思うぐらいです。

鳥集　そうなんです。むしろ都合のいい人がいるんですよ。

全体主義につながりやすい国

宮沢　中国はいまだにロックダウンや徹底的な隔離など、アホなコロナ対策をしています。もしかしたら、日本も私権制限したいだけなんじゃないかと思います。

鳥集　わざとかもしれないですよね。

宮沢 本当に疑ってしまいます。今回のことを契機として、憲法改正のこともよく言われるようになりました。改正賛成派の主張に対して私は、「憲法改正なんて、今議論になってないでしょ」と言ったんです。岸田政権に憲法改正などできるわけがないと思っていたら、岸田さんが9条改正と「緊急事態条項の早期実現*8」と言い出しました。緊急事態条項とは、何かあったときの政府による私権制限です。今回のコロナ騒動で、政治家にそのような強大な権限を持たせてはいけないということが、国民はわかったのではないでしょうか。だから、コロナが怖いから緊急事態条項には誰もが反対すると思っていたんです。ですが世論調査では、政府に権限を持たせたほうがいいという意見が多かった。

鳥集 人間はこんなにも簡単に自由や人権を権力に預けてしまうのかとびっくりしますよね。

＊8 緊急事態条項……政府が平時では対処することが難しい緊急事態が発生した場合、一時的に権力集中や人権制限を行うことで緊急事態の収拾を図ること。

宮沢　びっくりしました。今回のことで、政治家はアホばっかりだったんだ、こんな人間たちに権力を持たせてはいかんと思ったのです。ですが、日本が他国から警戒される理由がわかりました。やっぱり日本は恐ろしい国なんですよ。

鳥集　別に法律がなくとも、多くの国民が国家権力に従ってしまう。

宮沢　そうなんです。やはり日本は空気感に流されて、全体主義につながりやすい国だった。

鳥集　日本は危険な国なんだと。

宮沢　あんなに簡単に言論統制もされてしまう。私たちは気づいていなかったのですが、コロナ騒ぎでようやくわかりました。

宮沢　知識人たちまでが、思考停止してしまっています。

鳥集　だから、私は「反マスク」にならざるを得ないんです。

宮沢　私も、今はマスクを外しましょうと言っています。

鳥集　やはり、マスクを誰もがしているということが、コロナが存在するということを常に意識させる一つの要因になってしまっていると思います。

宮沢　私はもうオミクロン株で、コロナ騒動は「上がり」にしたかったんです。この先、何十年も陽性者は出てきます。その証拠に229E（1960年代に見つかったヒトコロナウイルスはなくなりません。PCRをするだけなら、この先、何十年も陽性者は出てきます。その証拠に229E（1960年代に見つかったヒトコロナウ

イルス）は50年以上前に見つかったウイルスなのに、毎年のように流行していました。昨年や今年の冬にも新型コロナの他に旧型コロナも出ていたはずなんです。PCRをしたら見つかるはずですよ。

コロナが弱毒化することは最初から予想できたわけですから、弱毒化するまでしのぎましょうね、というコロナ対策でよかったのではないですか。では、どこまで弱毒化すればオッケーなのか。私はオミクロン株で十分だと思います。

鳥集 2020年9月、安倍晋三元首相が辞任する前に、政府周辺からコロナを5類にしようという話が出てきたはずですが、なぜか立ち消えてしまいました。5類になればコロナ騒ぎは、そこで終わったはずなのに。

宮沢 少なくとも、2021年のデルタ株で5類にできたと思いますよ。デルタ株も十分弱毒化していました。むしろデルタ株のときに5類にして、地域の開業医も積極的に診られるようにしていれば、医療ひっ迫も起こらなかったはずなの

＊9　5類……感染症法上の分類で、季節性インフルエンザなどが該当する、濃厚接触者の外出自粛要請や就業制限、入院勧告および強制入院などの措置は不要。2023年5月に、新型コロナウイルス感染症も5類扱いとなった。

で、逆に、こんなに人は亡くならなかったと思います。

鳥集　結局は5類にしたら困る人たちがいて、抵抗し続けているのではないでしょうか。前述したとおり、医療界には病床確保に伴う空床補償で莫大なお金が流れました。それによって、コロナによる受診控えで経営状態が悪化していた病院の多くが黒字に転換した。もし、5類になって空床確保が必要ないとなれば、補償金がなくなってしまいます。だから、このコロナが終わったら自分たちの病院はどうなるんだと、密かに心配している経営者もいると思いますよ。

宮沢　それにしても、やりすぎですよ。

鳥集　そうなんです。ワクチン接種事業にもお金がジャブジャブ流れていて、それにかかわった医師たちはずいぶん大儲けしたはずです。儲かった人はそれでいいかもしれないですが、日本の財政は本当に大丈夫なんでしょうか。

宮沢　結局は、財政的なツケを将来に回してしまったのではないでしょうか。返すのは子ども世代ですよ。

日本はすでに先進国ではない

鳥集　日本は自国内の借金だけで国債をいくらでも刷ることができるから大丈夫

だと言っている人もいるじゃないですか。

宮沢　ＭＭＴ*10ですか？

鳥集　そうです。

宮沢　ですが、市場にお金をジャブジャブと流せば、おそらく通貨の価値は暴落しますよね。

鳥集　すでに日本は円安で経済的に苦しみ始めています。欧米が金融引き締めのために金利を上げていますが、日本だけがコロナ前の経済水準に戻っていないとして、金利を抑え込み、金融緩和政策を続けているからだと言われています。輸入品の価格が上がって物価が上昇し、家計が苦しくなるだけでなく、日本の企業価値が下がり、欧米諸国や中国にどんどん買われている状況もあります。他国の給料がどんどん上がっているにもかかわらず、日本だけはずっと給料が上がって

＊
10

ＭＭＴ……現代貨幣理論 (Modern Monetary Theory) と呼ばれるもので「通貨発行権を持つ国は通貨を無限に発行できるので、財政赤字によって破綻しない」「発行された通貨によって国はインフラや教育、医療資源、福祉などの整備で雇用を生み出し、インフレになれば国が課税で市中の通貨を回収する」というもの。

いない。海外から見ると、日本はもう貧しい国なんです。

宮沢 国はなくならないですが、国民の老後は吹っ飛ぶという話ですね。みなさん、それでいいんだったら、コロナ騒ぎをこれからも続けてください。私は自分で自分の財産を守りますから。

実際に今、お金をジャブジャブにして円安にしてしまっていると私は思います。私は父親が保険業界で働いていた影響で経済問題を考えるのも好きでした。小学生の頃から日本経済新聞を読んでいましたし、自宅には会社四季報も転がっていて、趣味で読んでいました。父親とマネーサプライを上げたらどうなるかという話を日頃からしたりするような感じだったんです。

鳥集 そもそもプライマリーバランス*11を取り戻すというのが、政府の目標だったはずですよね。

それが今は、全然違う論理で動いています。大丈夫なのかなと。

宮沢 もうないでしょうね。金利を上げられないのですから、海外と金利差ができるでしょう？ 円安になるのは当たり前じゃないですか。

鳥集 今は海外にどんどんお金が逃げているという状態ですよね。

宮沢 そうです。日銀総裁が「円安容認」と言っていましたが、容認というより も打つ手がないんです。なぜなら、欧米並みに金利を上げれば、市場にお金が回

らなくなって、余計に景気が悪くなる。さらに長期金利が上がれば、住宅ローンを支払えなくなる人も出てきます。国債の金利も上昇すれば、国債費（債務償還費、利子及び割引料等）も上昇します。自滅ですよ。金利を上げられないから静観するしかないわけです。違いますかね。

鳥集　給料が上がる見込みがないのに、ますますインフレが進んでいくおそれもあります。

宮沢　この状況を、私はアベノミクスが始まった時から見通していました。アベノミクスが素晴らしいと言っていた人たちもいましたが、どうしてですか？　たしかに大胆な財政出動は一時的には効果がありますが、結果的には死期を早めただけではないでしょうか。「株価上がった、素晴らしい」と言う人もいますが、株価も日銀がＥＴＦ（上場投資信託）を買って下支えしているのが現実です。その

＊11　プライマリーバランス……基礎的財政収支。国や地方自治体の歳入総額から国債発行などの収入を差し引いた金額と、歳出総額から国債費などを差し引いた金額のバランスを見たもので、国債発行などに頼ることなく国民の税負担などで必要な支出がまかなえている状態をプライマリーバランスがプラスの状態という。

保有残高がとてつもない額です。36兆円ですよ（2022年4月末現在）。さらに政府は、株価維持のためにGPIF（年金積立金管理運用独立行政法人）を通じて株を買っています。その金額が国内、海外合わせて約100兆円です（2021年度）。株価が暴落したら、私たちの年金は吹っ飛んでしまうわけです。そのようなリスクを負っているのです。国は自作自演をやっている。そんなことでいいのでしょうか？

　私は、コロナ政策も絶対に間違っていると思いますし、アベノミクスも間違いだったのではないと思います。少なくとも国際競争力のある新事業は生みだせなかった。長期戦略をもって成長分野に投資し、旧態依然とした利権の馴れ合い構造にメスを入れるべきだったと思います。

鳥集　これからは庶民の生活がより貧しく、苦しくなる可能性があります。

宮沢　もしかしたら、第二の敗戦かもしれません。

鳥集　日本は40年近く前のバブル期まで経済的に黄金期でしたが、これからはあらゆる国に負けてしまう可能性が十分にあります。この前、ある政党の街頭演説に飛び入り参加した時も、若者たちが幸せそうに歩いているわけです。私は若い人に伝えたかった。「これから日本、終わるんだよ！わかってるの？」と。今、日本は

宮沢　それを私はずっと言っているんです。

すごく繁栄しているように見えているけど、こんなのは幻想なんだと。これから20〜30年後に悲惨なことになるのはほぼ決定的であり、今、若いあなたたちも手を打たなければ、ダメでしょうと。

鳥集 ワクチンも含めて、みんな痛い目に遭わないと、わからないのかなと。

宮沢 もう船の底に穴が開いてしまっているんです。沈没しかけているのに、タイタニック号のようにパーティをやっている。

鳥集 経済的に落ちぶれていくだけでなく、将来的に自分たちの体がおかしくなっていくリスクもあり得るわけじゃないですか。その時に気がついても、もう遅いですからね。

宮沢 そのことを一生懸命に言っていると、「宮沢、何をそんなにイキってるの？」と言われるわけです。いや、イキりますよ！　そんなもの。今の日本は、本当に緊急事態、非常事態なんですよ！

鳥集 パンデミックで非常事態なのではなくて、日本自体が非常事態ですよね。だからこそ、コロナ騒ぎなんて、早く終わらせないといけないのです。

おわりに

2020年12月20日からイスラエルでmRNAワクチンが世界に先駆けて接種され、成功を収めたかに見えました。しかし、翌年7月には陽性者が増え始め、コロナ死者数も激増してしまいました。さらにコロナ関連死以外の死者数も増えたのです。イギリスにおいても同様でした。これらの状況を見て、私はワクチンによるコロナ制圧の「試み」は失敗に終わったことを確信しました。

ところが国内においてはこの後も幅広い年齢層でmRNAワクチン接種が急ピッチで進められたのです。日本は「さざ波」とも言われたように、新型コロナに関してワクチン大量接種や飲食店の営業時短、マスク着用といった行動制限にもかかわらず、幾度も大きな感染の波に襲われ、今では世界で最も新型コロナが流行している地域の一つになっています。今年に入って超過死亡も激増しています。